U0203208

全科医学基本原理

The Principles of General Medicine

李　健（John Yang Lee）著

人民卫生出版社

图书在版编目（CIP）数据

全科医学基本原理/李健著. —北京：人民卫生出版社，2017
ISBN 978-7-117-24139-7

Ⅰ.①全… Ⅱ.①李… Ⅲ.①家庭医学 Ⅳ.①R499

中国版本图书馆 CIP 数据核字（2017）第 027882 号

人卫智网	www. ipmph. com	医学教育、学术、考试、健康，购书智慧智能综合服务平台
人卫官网	www. pmph. com	人卫官方资讯发布平台

全科医学基本原理

著　　者：李　健
出版发行：人民卫生出版社 （中继线 010-59780011）
地　　址：北京市朝阳区潘家园南里 19 号
邮　　编：100021
E - mail：pmph @ pmph. com
购书热线：010-59787592　010-59787584　010-65264830
印　　刷：北京汇林印务有限公司
经　　销：新华书店
开　　本：710×1000　1/16　**印张：**10
字　　数：190 千字
版　　次：2017 年 3 月第 1 版　2017 年 3 月第 1 版第 1 次印刷
标准书号：ISBN 978-7-117-24139-7/R・24140
定　　价：38.00 元

打击盗版举报电话：010-59787491　E-mail：WQ @ pmph. com
（凡属印装质量问题请与本社市场营销中心联系退换）

作者简介

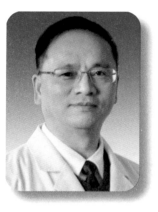

李健（John Yang Lee）美籍全科专家，美国医学博士，美国医学会认证优秀医生，美国华人医师协会会员。先后在德国、法国及美国学习和行医20余年。德国洪堡基金获得学者。2011年10月1日中华人民共和国外专局引进的首位全科临床专家。国际全科医学联盟（IPCEA）临床导师。"以病人为中心的医学之家"（PCMH）中美合作科研项目负责人。中华人民共和国"十二五"重大科研项目医学专家。中国医药教育协会基层教育专委会副主任委员。中国卒中学会全科医学与基层医疗分会常务委员。中国国家卫生计生委脑卒中防治工程委员会委员。中国医师协会全科医师定期考试专家委员会委员。中国卫生计生委住院医师规范化培训《全科医学》教材编写委员会委员。四川省医师协会基层专委会副主任委员，四川省医学会全科医学专委会委员，四川省医师协会全科专委会常务委员，四川省社区卫生协会全科专委会常务委员。科研项目获中华人民共和国原卫生部（牵头）一等奖。2014年被媒体评为"成都市名医"，四川省"我心目中的名医"。2015年荣获四川省"全科及其他科十大名医"。海峡两岸医药卫生交流协会全科医学专委会2016年度优秀委员。现任四川省医学科学院·四川省人民医院全科医学中心（四川省重点学科）主任，研究生导师。

前言

    随着中国全科医学的发展，人们越来越感到全科医学学科基本理论不足。中国出版了多种全科医学教材和专著，着重在社区卫生服务。到目前为止，还没有一本教材或专著阐述全科医学作为医学学科的基本原理。

    本书从全科医学的学科特点出发，系统地阐述了全科医学的六项基本原则——整体医学、整合医学、连续性医疗、防治一体、以病人为中心及规范化行医；三项基本任务——基本医疗保健、首诊服务及普通医疗服务。这六项基本原则和三项基本任务是全科医学的学科特点，是全科医学区别于其他专科医学的特征。

    本书参考了国际、国内大量文献，融会贯通中西医学，用分析综合的方法，提炼出全科医学的学科本质和核心。编写过程中，医学与人文相结合，理论与实际相结合，使读者在兴趣之中学到全科医学的基本原则和基本任务。每一章基本原则都有临床应用举例，有利于读者立竿见影运用理论，复制全科医学临床思维和诊疗方法。每一章基本任务都有中国的现状分析，有利于读者结合国情，建立中国特色的全科医学服务。

    本书是全科医学基本原理的通用教材，其读者对象为全科医学师资、全科医生、全科规培生、中医全科医生、中医全科规培生、医学院校学生，以及对全科医学感兴趣的医生、护士、公共卫生人员、卫生管理者和关心全科的各界人士。本书尤其适用于作为全科医学师资、全科规培生、医学院校本科生、全科转岗学员及基层培训学员的全科医学培训教材。

    由于作者水平有限，书中难免有不足之处，敬请读者提出宝贵意见。最后，对关心和支持本书出版的各界人士表示衷心感谢。

李　健（John Yang Lee）

2017 年 2 月

目录

第一篇

绪　　论

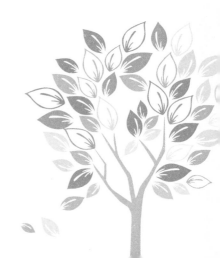

　　远古时代，医生本来就是全科大夫，没有分专科。西方医学之父，希波克拉底（Hippocrates）就是一个全科医生。希波克拉底的医学思想包括疾病的早期预防、早期诊断、早期治疗；心理和生理的统一；整体、整合的临床思维及医学的人文性，并首先提出"医学是最特色的艺术"。希波克拉底的医学哲学和医学实践配得上尊为全科医学的鼻祖。传统的中医也有全科医学的色彩。中医的第一部经典《黄帝内经》强调预防为先，"圣人不治已病治未病，不治已乱治未乱"；整体医学观，主张天人相应、心身统一、整体思辨，"谨守病机，各司其属"。传统的中医医生可以认为是在阴阳五行学说及八纲辨证等中医理论指导下，按全科思维看病的临床医生。

　　对于医学的发展史而言，文艺复兴有着举足轻重的作用。文艺复兴给了医学两个最不朽的影响就是人道主义和解剖学。人道主义使医生更重视病人而不是疾病。医生必须减少医治疾病所带来的痛苦，医学的人文性得到确定。解剖学的诞生，使人类更科学地理解了自己，医学的科学性得以论证。文艺复兴推动了医学成为完整的的实践性学科。

　　18 世纪，工业革命带来了知识膨胀。病理解剖学、诊断学及预防医学相继诞生。临床医学教学开始兴起，开始设立教学病床。为了临床教学需要，教学病床开始分为内科、外科及儿科。医学作为一个学科仍然是完整的。

　　第二次世界大战期间，为适应战争的需求，医学技术迅速发展，推动了医学亚专科诞生，医学进入高度专科化时代。战后，基础医学发展迅速，医学分科越分越细。与此同时，医学作为整体开始被肢解。

　　20 世纪 60 年代，西方发达国家出现了全科医生运动，要求医学回归，提出医学作为一个整体不应该被肢解，进而建立了基本医疗保健体系（primary care system），并提出建立一个不受疾病、器官、系统知识限制的新的医学学科。1969 年，美国医学专科体系诞生一个崭新的专科——家庭医学。家庭医学从诞生开始就带有宣道特色，并将自己的理念传向世界。

　　21 世纪，医改波及全世界。欧美发达国家掀起医改浪潮。中国医改也不断深化。不论哪个国家的医改，核心都是一个，就是强化全科医学的重要性。建立以基本医疗保健（primary care）导向的医学系统成为国际潮流。

　　中国全科医学教材定义全科医学时常常这样写："全科医学也叫家庭医学"。然而，当用客观的眼光俯瞰这个地球时，我们发现全科医学是一个定义不清的学科。全科医学在澳大利亚、英国及其他欧洲国家被称为通科（general practice）。在美国和加拿大有三种全科性质的学科并存，一是普通医学（general medicine），二是家庭医学（family medicine），三是内科/儿科（medicine/pediatrics）。在日本、法国等国家，全科医学被称为综合科和普通内科（general internal medicine）。在中国香港，全科医学包括通科和家庭医学。在中国台湾，全科医学包括普通医学和家庭医学。中国的全科医学学术刊物，多采用 General Practice 的术语，原意就是通科。中国有关全科的一些学术研讨会，常常以"全科及家庭医学学术研讨会"为题，意思是全科和家庭医学是同一领域不同的分支。然而，作为基本医疗的学科，中国只有一个，叫作"全科医学"。

虽然，全科医学在不同的国家表现形式不一样，但有其共性。以下六个方面是全科医学的共性，也是全科医学临床实践的六项基本原则。这六项基本原则被称为新"六位一体"。第一是整体医学（holistic medicine），全科医学要求的临床思维是整体的；第二是整合医学（integrative medicine），全科医学要把各专科及医疗资源整合在一起；第三是连续性医疗（continuing care），全科医学强调医疗的连续性；第四是防治一体（treatment with prevention），全科医学要求预防与治疗相结合；第五是以病人为中心的医疗（patient centered care），全科医学要求以病人为中心而不是以疾病为中心；第六是规范化行医（standardized care），全科医学主张应用循证医学，规范化行医。新"六位一体"既是全科医学的基本原则也是全科医生的基本临床思维。

全科医学有其特有的基本临床服务内容。全科医学的基本临床服务内容总结为三项基本任务。全科医学的三项基本任务被称为新"三位一体"。第一是基本医疗保健（primary care），全科医生给病人建立一个医学的家，理想地提供连续性、融合性的医疗保健；第二是首诊服务（first contact service），全科医生是医疗系统的守门人（gate keeper），首诊应该在全科；第三是普通医疗服务（general medical service），全科医生必须为病人提供常见的、普通的医疗服务。

全科医学虽然并非社区所独有，但其深入到了社区和家庭。为了明确全科医学的功能，这样定义全科医学比较全面：全科医学是西方发达国家最大的医学学科，是以整体医学、整合医学、连续性医疗、防治一体、以病人为中心及规范化行医的基本原则为病人提供基本医疗保健、首诊服务及普通医疗服务的综合性临床学科。其范围涉及各种年龄和性别，各种器官系统及疾病，并向社区和家庭投射。

这个全科医学的定义规范了全科医生的范畴。全科医生不能简单地理解为社区医生，更不能错误理解为现代的赤脚医生。全科医生的人数占了发达国家医生总数的一半左右。全科医生是一个功能性称呼。形形色色的全科医生可能有不同的称呼。哈佛大学（Harvard University）麻省总医院（Massachusetts General Hospital 的全科医生多为学术性普通医学医生，被称为普通医学家（specialist of general medicine）；贝勒医学院家庭医学是有名的，那里的全科医生多为学术性家庭医学医生，被称为家庭医学家（specialist of family medicine）；许多全科医生开诊所，为社区居民服务，被称为家庭医生（family doc-tor）；还有的全科医生专门为要人提供保健，例如总统的保健医生，被称为私人保健医生（private health doctor）；在澳大利亚、英国及欧洲其他国家，全科医生被称为通科医生（general practitioner）；在日本、法国等国家，全科医生就是普通内科医生（general internist）。

为了明确全科医生的定位，这样定义全科医生比较恰当：全科医生是以整体医学、整合医学、连续性医疗、防治一体、以病人为中心及规范化行医的基本原则为病人提供基本医疗保健、首诊服务及普通医疗服务的临床医生。全科医生在不同的国家、地区以及执业机构可能被称为：普通医学专家、家庭医学专家、家庭医生、私人保健医生、通科医生及普通内科医生。

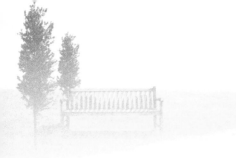

第二篇

全科医学基本原则论

　　全科医学作为一个独特的学科有其自身的学科原则。全科医学的学科原则过去并未引起医学界足够重视，也无学者对此专门论述。根据国际、国内相关文献，结合全科医学临床实践，现总结出六项基本原则，称之为新"六位一体"，作为全科医学的学科原则。以下将分章论述全科医学的六项基本原则。

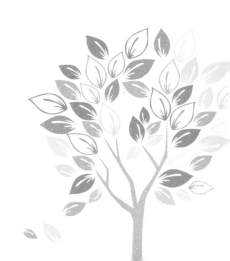

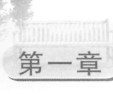

第一章

整 体 医 学

第一节 整体论的科学认定

一、整体论哲学思想

整体论（Holism）是古希腊哲学家亚里士多德提出的哲学思想。他的著名哲学论断："总体大于个体之和"（the whole is more than the sum of its parts）是哲学界的经典之一。整体论作为哲学对人类产生了广泛影响并逐渐被科学认可。

二、还原论与复杂科学

（一）还原论的局限

从前的科学是在世界的简单性的概念下发展起来的。还原论的分析方法，只适于研究那些相对简单的系统，或可以分解为多个相对简单系统的问题；对于不能分解的问题，则是通过简化，忽略掉认为不太重要的因素，归结为简单系统的问题加以解决。对无法归结为简单系统的问题，就不能为科学研究的对象。对不符合还原分析方法的知识体系则当作伪科学，或非科学排斥在科学之外。

（二）复杂系统科学产生

随着人类对自然界认识的深化，人们逐渐认识到，自然界的植物、动物、人体、生态、星系、社会等无一不是复杂的系统所组成。把复杂系统硬塞进简单性科学的框架内，用传统的分析和分解的方法是不可能从整体上全面把握系统的行为和内在规律的。面对复杂系统，人类必须建立新的研究方法和工具。由此，复杂系统科学应运而生。

复杂系统科学出现，使人们不再把复杂系统的问题归结为简单系统的问题，而是按照复杂系统的本来面目对其进行研究，从而引发了科学观念的变革，同时也带来了对自古已有的整体论的科学认定。

三、格士塔心理学实验

整体论作为科学一直未得到实证。直到 20 世纪初，格士塔心理学家用实验证明了整体论。格式塔心理学家用一系列的刺激与感觉的实验证实了整体论。例如，一组闪光的刺激，人会产生运动的感觉。如果把这一组闪光拆散刺激人体，那只会产生每一个闪光的感觉。显然，运动的感觉完全不同于单个闪光的感觉。更广泛地应用格士塔心理学解释整体论的事例很多。例如，自行车，由圆形车轮、长条形车身和弯曲形龙头组成。如果把每个部件拆散，各自有其功能，各部件一旦组合成一辆自行车，功能就完全不同了。格士塔心理学家用实验的方法论证了整体论的科学性。

第二节 整体医学的历史

一、远古的整体医学

古希腊希波克拉底曾提出整体医学（holistic medicine）的概念。当回顾世界医学发展史，传统的中医理论和古印度医学也提出了整体医学的相关理论。整体医学是一个古老的医学命题。在人类医学发展史中早已出现。

二、医学模式的变迁

回顾医学发展史，医学可分为三个时代，最早的经验医学时代、近代的实验医学时代和正在建立的整体整合医学时代。每一个时代都有其医学模式指导临床实践。经验医学时代有自然哲学医学模式带有原始的整体医学理念，实验医学时代有生物医学模式，整体整合医学时代有生物、心理、社会医学模式。医学的发展模式体现了人类对自身的认识由单一到综合、由部分到整体、由表浅到深入。

三、现代整体医学

（一）现代医学发展历程

整体医学被现代医学推崇经历了很多年。现代医学的发展历程，似乎演绎着理论物理学同样的过程。从比利时医生安德烈·维萨里（1514—1564）创建近代人体解剖学，到英国医生威廉·哈维（1578—1657）发现血液循环，创建人体生理学……在西方，医学逐渐脱离了古希腊医学在实体观察中无法证实的猜测，从对人体形态结构观察入手，在解剖学、组织学、生理生化学的基础上，建立了今天现代医学庞大知识体系。

（二）整体医学理论建立

随着现代医学对人体认识的深入，静态观察和单因素分析方法与人体调控所要求的整体性愈来愈不相适应，整体论引入医学，整体观念论治的思想得到了医学界愈来愈广泛的认可。

近几百年来，西方医学的进步与西方科学的进步是同步的，现代科学方法和技术的每一步进展，都会把西方医学在相关领域的研究向前推进一步。复杂系统科学以整体论为指导思想。通过从整体层面建立人体模型的方式达到对人体的综合认识。现代整体医学是整体论引入医学的产物，是 20 世纪 30 年代起步的，其把人体看成生理、心理、自然、社会等因素构成的平衡体。

系统论、控制论、信息论（三论）是 20 世纪 40 年代发展起来的横向学科，是在总结了许多科学成就基础上发展起来的科学研究方法论。医学是研究人体的科学，而人体是一个有机整体，"三论"在医学上的应用是促进整体医学发展的动力。"三论"从现代科学的前沿提升了整体医学的科学地位。

由于中医理论哲学与整体医学相符，中国中医现代化及中西医结合的理论工作者于 21 世纪初发表文献提出整体医学新观点，认为现代自然科学的进展引发了科学观念的变革，带来了对东方古代科学的理念和方法的重新审视。在生命科学领域，现代西医的整体化，传统中医的现代化，使得中西医这两种迥然不同的两大医学体系汇聚，融合成一门新的医学体系——整体医学。

整体医学理论的新发展是与全科医学结合的成果。全科医学的基本理念之一就是整体观。发达国家近年的全科医学理论均把整体医学提到重要位置。在现代的医疗体系中，全科医学成为基础学科。从哲学的角度，全科医学强调"合"，把器官、组织等合为一个整体的人；专科医学强调"分"，把整体的人分为器官、组织等。在医疗体系中有"合"有"分"，形成矛盾的统一体。从临床思维的角度，全科医生强调横向，而专科医生强调纵深。从医学知识而言，全科和专科是共享的。由于现代医疗体系以全科医学为基础，而全科医学以整体医学为出发点，整体医学融入全科医学是历史的必然。

（三）整体医学实践的建立

20 世纪后半期，西方发达国家经济高速增长，造成环境、社会及健康等问题。人们进行反思并逐步认识到身体、精神、环境及社会不可分离，整体平衡状态才是健康。美国在对朝鲜战争中阵亡士兵的尸体解剖时发现，20 岁左右的士兵已患了动脉硬化。美国人开始怀疑自己的生活方式及医疗保健体系。美国整体医学的兴起始于加利福尼亚州巴克莱整体健康中心的设立。此后，类似的整体健康中心很快在美国各大城市建立，在全美掀起了一个整体健康运动。医学领域的矛盾同样在欧洲和日本显露出来，他们很快地接受了整体医学的观念，开始自己的整体医学实践。

20 世纪 70 年代，整体医学作为综合的治疗方法，基本观点是把人看成躯体-心理-灵魂三者的统一平衡。使用的治疗方法包括营养、体育锻炼、物理治疗、按摩、生物反馈、心理辅导、信仰治疗等。1978 年美国建立整体医学会并宣称整体医疗就是调节病人的躯体、心理和灵魂。提出良好的营养、体育锻炼和自身调节是整体医学的重要治疗方法。整体医学中心和整体医学诊所开始在美国出现。一些医院相继建立整体医学科。1979 年美国共有 500 个整体医疗中心及诊所，一万多名整体医学专职工作者。

整体医学实践的新进展是与现代全科医学融合的结果。从 20 世纪 50 年代开始，西方发达国家逐步建立和完善了全科医学体制，整体医学逐步融入全科医学的临床实践。21 世纪，单一的整体医学服务已不常见，整体医学多以不同的方式体现在全科医学临床服务中。全科医学的基本任务之一就是基本医疗保健，整体医学思想贯穿在基本医疗保健服务之中。全科医学服务新模式——"以病人为中心的医学之家"同样体现整体医学思想。

第三节 "三论"在整体医学中的应用

一、系统论在整体医学中的应用

（一）系统论的提出

20 世纪 30 年代前后，人们对复杂生命系统研究，提出"机体论"。1925年英国数理逻辑学家和哲学家 N. 怀特海在《科学与近代世界》中提出用"机体论"代替"机械决定论"，认为只有把生命看成一个有机整体，才可能解释复杂的生命现象。1925 年美国学者 A. J. 洛特卡发表《物理生物学原理》，1927 年德国学者 W. 克勒发表《论调节问题》，先后提出了系统论思想。之后，影响力最大的是奥地利理论生物学家 L. V. 贝塔朗菲，他强调把有机体当做一个整体或系统来研究，并于 1932 年发表《理论生物学》和 1934 年发表《现代发展理论》，提出机体系统论概念，建立了研究生命体的三个基本观点——系统、动态和层次观点。贝塔朗菲作为系统论的创始人历经艰辛，1937年他在芝加哥大学第一次提出一般系统论的概念，但被学术压制，论文没有正式发表；1945 年他发表了《关于一般系统论》的论文，但不久毁于战火，未能引起人们的注意；1947—1948 年他在美国讲学，阐明系统论思想，并于1954 年发起成立一般系统论学会，为促进系统论的发展，他主持出版《行为科学》和《一般系统年鉴》杂志，广泛传播系统论思想；直到 20 世纪 60—70 年代，系统论才被主流社会认可为近代科学的里程碑。

（二）系统论的生命科学观点

所谓系统可以定义为相互作用着的若干部分的复合体，其特征是整体性。系统具有组成部分在孤立状态中所没有的整体特性。例如一个生物体的整体功能不同于细胞的累加，系统整体的功能远远大于组成部分的总和。同样，氨基酸是组成蛋白质的基本单位，而蛋白质不是氨基酸的"堆积"，而是通过肽键联结成多肽，再通过氢键等形成立体空间结构的有生物功能的蛋白质。一个系统要存在就要保持相对的稳定性。系统的组成部分要按照一定的结构和秩序及相互关系稳定地处于整体之内。反馈机制是系统中相互作用两个组成部分的活动范围依赖于整体的特性，其间主要控制是负反馈。人体负反馈机制很多，例如血压、血糖的调节机制。在较复杂的系统中会出现中心化趋势。某一组成部分成为中心，而其他部分成为被控制对象，相互间有反馈调节，维护系统的整体性，例如，在神经系统中，中枢神经有中心化趋势。系统是有序的，系统的结构保障系统的有序性。人体系统就是一个高度有序的系统。人体系统的有序性表现为人体层次分明并结构严谨。从水平方向看，系统、器官、细胞及分子之间是相互联系的；从垂直方向看，系统、器官、细胞及分子等级分明。此种纵横交错的有序联系构成了整体生命运动。医学科学就是要揭示人体系统这种有序联系，如解剖学、生理学、分子生物学等。此种有序原则作为方法论对于按照人体规律预防和治疗疾病具有重要意义。

部分通过相互作用建立整体，也能通过相互作用破坏整体。整体对部分的控制不是绝对的，部分有可能偏离整体出差错，这种差错有可能通过相互作用引起其他部分的差错，这些差错积累和增强，可能使系统破坏。因此，疾病的治疗观应该是宏观整体调节加微观局部调节。系统各部分是依赖于整体相互联系的，不能简单地把部分从整体中分割出来。还原分析法抽掉相互作用关系，把整体分割为部分进行分析，不能代表部分的实际功能，出现"盲人摸象"的错误结论。在分析的基础上，把抽掉的相互关系恢复起来，综合进去，以求复制出整体的原型，这就是系统综合。

系统综合需要系统工程。系统工程大致有如下 5 个步骤：

1. 确定系统整体的目标。
2. 把各部分及其相互关系综合在一个系统结构。
3. 考察各部分如何才能满足整体的要求。
4. 根据整体目标以及评价标准进行优化。
5. 达到系统整体目标。

对系统工程模式的理解有助于整体医学方法的提升。整体医学与现代系统论相结合必将推动自身的学术地位和科学前景。整体医学要充分运用已有的科学成果，全面、深刻地揭示机体的系统基础和系统规律，利用系统论"综合-分析-综合"的方法，建立起严格的系统理论，发展为整体医学系统工程。整体医学系统工程必将为全科医学带来坚实的理论基础。

二、控制论在整体医学中的应用

（一）控制论的提出

古希腊哲学家柏拉图把航海掌舵的技能称为控制论（cybernetics），所以控制论一词从希腊字"舵手"演变而来，"管理者"（governor）也是由希腊字演变来的，并且是"政府"（government）一词的字根。1834 年，著名的法国物理学家安培写了一篇论述科学哲理的文章。他进行科学分类时，把管理国家的科学称为"控制论"。在这个意义下，"控制论"一词被编入 19 世纪许多著名词典中。受了安培等人"控制论"的启发，1943 年，美国数学家和哲学家维纳（1894—1964）等人合作发表了《行为、目的和目的论》论文，阐述了控制论的基本思想。1948 年维纳《控制论》一书出版，是这门学科诞生的重要标志。

（二）控制论的生命科学观点

1. 生物控制论　控制论认为生命是有机统一的整体，构成生命的单元相互交通，控制有序。现代细胞学提出了细胞具有社会性，任何细胞都不能孤立的存在及行使功能，都与其环境中的其他细胞直接或间接发生作用，从环境中接受信号、发生反应，并可释放信号对其他细胞施以影响。生物控制论着重研究生物系统的控制过程和信息处理，探讨发病机理和新的治疗方法。例如精神疾病、高血压、糖尿病等的发病机理和治疗方法有生物控制论的贡献。采用生物控制论的反馈疗法是整体医学推荐的治疗方法。

2. 整体医学控制论　现代生命科学出现整体化的趋势，高度分化的各学科之间相互联系成为统一的整体，迫切需要横跨各个领域的控制论理论和方法来沟通各学科之间的联系。医学是面对"人"这样一个复杂有机体的生命科学。医学必须综合认识人体各系统、器官、组织以及社会、心理之间的关系。医学也是一个整体。医学的各专科的联系和综合应该得到理想的控制。整体医学控制论就是探讨人构成要素之间及医学学科之间的联系和有效控制的理论。全科医学就是实施整体医学控制论的临床学科。

（三）控制管理与整体医学

从控制论的角度，管理系统是一种典型的控制系统。管理系统中的控制过程是通过信息反馈，揭示成效与标准之间的差，并采取纠正措施，使系统稳定在预定的目标状态上。整体医学要达到理想的诊治效果，同样需要反馈与调控，良好的整体管理是实现预期目标的保证。必须强调，控制论和管理有关。以整体医学为基础的全科医学也与管理密切相关。"医疗系统的守门人""专科协调者""综合医疗提供者""连续性医疗提供者""健康管理者"等戴在全科医生头上的桂冠无一不是与管理有关。以控制论为依据，建立整体医学质量管理体系是全科医学面临的课题。

三、信息论在整体医学中的应用

（一）信息论的提出

20 世纪 20 年代，奈奎斯特（H. Nyquist）和哈特莱（L. V. R. Hartley）研究了通信系统传输信息的能力，系统的信道容量。1948 年克劳德·香农（Claude Shannon）发表论文"通信的数学理论"，奠定了现代信息论的基础。现代通讯技术飞速发展，其他学科的交叉渗透，信息论从狭义范围扩展成为广义信息论，现称为信息科学的庞大体系。其与医学相关的内容有心理学、语言学、神经生理学及整体医学等。

（二）信息论的生命科学观点

人体是一个复杂的有机体，能保持其整体有序化，在于不断接受内外环境的信息，并进行调节和控制，达到一种动态的平衡。就代谢链而言，神经系统充当第一信使，内分泌系统担任第二信使，细胞膜上的 cAMP 和 cGMP 充当第三信使，最后作用于代谢酶。相类似的控制链在人体中很多，如人体血压、血糖的调节等。整体有序化依赖信息调控，是整体医学的理论基础之一。

以信息论为指导，基因遗传研究证明了遗传信息的表达过程是由 DNA 传递给 DNA 的"复制"，DNA 传递给 mRNA 的"转录"，然后由 mRNA 传递给蛋白质的"翻译"。"复制""转录""翻译"的全过程称为"遗传中心法则"。生物遗传就是遵循这一总法则而进行的。"遗传中心法则"也是整体医学的理论基础之一。

（三）信息调控与整体医学

从信息论的观点出发，人体可被看成充满信息调控的有机体。整体医学的使命就是发现信息、遵循信息规律，使人体系统有序化。人体的信息调控系统是非常复杂的，必须树立整体医学观，才能把握人体信息的本质。

第四节　整体医学的现实意义

一、整体医学是历史的必然选择

（一）人类健康需求的改变

科技进步带来医疗技术飞速发展，21 世纪的医学发展进入到新的阶段。

过去对人类威胁很大的疾病已被控制。慢性病、心理疾病、亚健康状态成为人类疾病的主线。预防医学和循证医学迅速发展，人们的医疗观念在不断更新。对于疾病不单是治疗，而是要早期预防。对于病人，不单是医病，而且要医人。以人为本，以健康为本是医学的新要求。新时代要求医学适应生物-心理-社会医学模式，做好以病人为中心而不是以疾病为中心的服务，集预防、医疗、康复、保健于一体。

（二）专科化的整合

随着生命科学的发展和医学技术的进步，医学专科越分越细，向亚专科和次专科发展是必然趋势，从传统的按一般技术、性别及年龄来划分的内、外、妇、儿一级学科到更细分的二级、三级学科，甚至四级学科。专科化的过程带来了各种负效应。过度专科化导致专科医生逐步形成分科思维，纵向思维，习惯于从本专业的角度分析和处理问题。学科间的整合势在必行。整体医学识医学为整体，主张学科建设朝着综合方向发展，医学专科从部分走向整体。临床学科分科过细带来的副作用和局限性给整体医学发展带来了契机。由于专科整合的需要，整体医学在生命科学领域已经显示出了其强大的生命力。

（三）医学发展的辩证法

自然辩证法认为有整体就有部分，但应先有整体后有部分，整体有更多自然属性，部分有更多人为属性，整体与部分之间存在着必然联系。医学发展史是由整体到部分再到整体的一个过程。早在远古时代，医学是没有分科的，医学是作为一个整体在发展。近代医学分科细化，医学被肢解。现代医学必须回归整体才能进一步发展。由于人体是一个整体，系统论的观点是医学技术进步的一个基本原则。医学发展的总趋势是从部分再走向整体。从医学发展的趋势分析，整体医学发展是历史的必然选择。

二、整体医学有利于医疗水平的提高

（一）整体医学有利于学科建设

医学学科的发展是一个"分久必合，合久必分"的过程。其实，分与合均是相对的而不是绝对的，关键看是否有利于病人。整体医学要求关注学科间的各种联系，促进学科整合。临床医生树立整体医学理念，大家各司其职，既有分工又有协作，由全科医生协调，采取一体化的健康管理模式，不但有利于病人，也有利于专科和全科自身的学科发展。整体医学有效地解决了分科思维的问题，专科医生眼界扩大，有利于学科新技术的推广与应用。

（二）整体医学有利于人才培养

现代医学的特点是学科之间相互交叉与渗透，不断创新。现代医学对医学知识的要求首先是"博"。过度、过早专科化难以培养卓越医生。世界人口老龄化、慢性病成为人类的第一杀手，多脏器病变非常普遍。高质量的全科医生是发达国家医学人力的主体，是医学的博学家，是现代医学的基础。整体医学的发展必将促进全科医师的成长。不仅如此，由于一人常患多种疾病，治疗原则经常出现矛盾，专科医生也应该博学。培养现代医学人才一定要强调整体医学的理念。要注意加强高级人才基本理论、基本技能、基本知识（三基）训练，培养他们的整体思维模式。加强心身医学、行为医学、社会医学等教育。

（三）整体医学有利于健康促进

世界卫生组织对健康所下的定义是健康乃是一种在身体上、精神上的完满状态，以及良好的适应力，而不仅仅是没有疾病和衰弱的状态。与之相适应的医学模式是生物-心理-社会医学模式。整体医学实践过程就是现代医学模式实现过程。临床医生制订诊疗计划时，不仅关注躯体疾病，也要关注精神心理问题，以及病人的生活质量和社会适应能力等。例如对于糖尿病病人的治疗不仅有药物治疗，还要有行为干预，健康教育等综合治疗措施。

（四）整体医学有利于提高医疗质量

当今世界上许多国家医疗体制普遍存在医学高度专科化及支离破碎的专科服务，整体医学发展相对滞后，医疗质量大打折扣。人们对医疗质量的要求越来越高。他们不仅需要健康的器官，还需要健康的心理，即要有生命，也要有生命质量。而这种整体高质量的医疗需求绝非哪一个专业学科所能提供。人是一个有机整体，人所需要的医疗服务应该是一种整体服务。提高医疗质量，必须树立整体医学观，掌握整体医学思维方法，加强多学科、多专业的团队合作，为病人提供整体服务。

三、中国急需整体医学

（一）中国的医疗体制急需整体医学

中国现行的医疗体系存在种种危机，庞大的病人群体、医疗资源相对缺乏、疾病谱和死因谱的改变、全科医学严重缺失、就医模式不合理、医院高度专科化、医疗机构各自为政。根据人体的不同系统，不同疾病，人为划分为许多专科科室，由不同的专业人员来提供专科服务。由于没有全科医生首诊制，病人自己或通过"导诊小姐""首诊"，把病人分割成不同的器官挂专科号。专科医生的临床思维是纵向的，他们对未分化病可能会在专科领域内过度检查和过度医疗。不同科室之间缺乏有效的协调和合作，更难实现横向整合。目前中国医疗最大的问题是看病质量太差。这种就医模式不能适应中国发展的需要。必须认识到医疗服务是一种整体性服务，特别需要对各种专科服务进行横向整合，建立健全全科医学服务体系，加强各部门、系统和人员间的协调和合作，才能使有限的医疗资源产生最佳的效率和效益。中国迫切需要建立全科医学体系，在整体医学思想指导下，相关医疗各专科本着以人为本的原则，尽最大可能满足病人的需要，从整体角度，系统地防治疾病，使病人得到最优化的治疗，最大程度的受益。

（二）中国医学教育急需整体医学

中国的医学院教学缺乏整体医学内容。医学生进入临床实习，多数在高度专科化的教学医院轮转。他们不自觉地接受了专科化临床思维。中国的研究生培养，基本是专科化的培养。医学硕士培养相当于美国的科学硕士培养，以研究为培养内容。医学博士培养，相当于美国的（科学）哲学博士培养，更是以纵深方向科学研究为内容。美国的医学博士是指医学院毕业的通科博士。他们在临床轮转 2 年，主要轮转普通医学科、普通外科、普通妇科和普通儿科。形象而言，美国的医学博士的知识结构广"博"，而中国的医学博士知识结构专"深"。中国的医学博士更形象的称呼是医学"深士"，他们被培养成有很深造诣的医学科学家，实际临床能力严重不足。另一方面，中国现行医学教科书过于强调对躯体疾病的治疗，只重视病人的生物属性，人为地将一些疾病的诊断、治疗孤立起来，躯体疾病所致的精神心理问题及精神心理疾病所致的躯体化症状不能统一起来看，社会医学和行为医学等方面的教育严重缺失，在诊病过程中，只见"病"不见"人"，医学和人文没有有机结合。中国的医学生教育要增加整体医学内容，同时，对在职临床医生通过继续医学教育补课。根据上海的调查，在某大型综合性医院内科连续就诊两年的 1561 名病人中，内科医生对精神心理问题的识别率仅为 15.9%，而 84.1% 有精神心理问题的病人没有得到相应治疗。这意味着中国培养的顶尖医生缺乏整体医学临床思维。

（三）中国急需建立整体医学服务模式

中国首先应该尽快建立系统的整体医学服务模式，由医疗卫生主管部门组织实施。其次，建立整体医学具体、可操作的技术评估指标体系，并启动整体医学技术评估，对不合格的医疗机构进行整改。整体医学服务模式的建立是一项系统工程，需要临床医学、基础医学、预防医学、社会医学、行为医学、心身医学、护理学、康复医学等领域的医务工作者共同参与。大力推进全科医学建设，加强学科间的横向联系是整体医学的基本要求。相信随着中国技术的进步和医学科学的发展，通过广大中国医务人员的努力，一个崭新的整体医学服务模式必将在中国建立。

第五节 整体医学与全科医学的关系

一、整体医学是全科医学的起点

普通医学知识对全科医学来说确实很重要，但全科医学必须借助整体医学的帮助才能飞越。全科医学只有在整体医学理论指导下才能形成独特的医学实践。专科强调"专"，而全科强调"全"。全科医学的起点就是整体医学。离开了整体医学的前提，全科医学难以成为独特的学科。全科医学首先是把人看成一个整体，既重视病，更重视人，既重视部分，更重视整体。正确处理部分与整体之间对立统一的辩证关系是全科医学的使命。病人的整体医疗需求属整体方面，各专科服务属部分方面。全科医学就是要协调各专科达到病人的整体医疗需求。

二、全科医学推崇生物-心理-社会医学模式

全科医学推崇生物-心理-社会医学模式。全科医学强调心理和社会因素是疾病发生、发展及防治的重要因素。全科医学具有明显的多面性，既是生物科学，又是心理科学，也是社会科学。全科医学高度重视人的心理、社会属性，这是全科医学的特殊性质。心理、社会因素是健康问题的重要原因。心理治疗和社会干预是解决人类健康问题的有效方法。全科医学特别强调心理、社会因素是疾病发生和调控的重要因素，主张心理治疗和社会干预防治疾病。生物-心理-社会医学模式体现整体医学理念。

三、全科医学是整体的技艺学科

全科医学服务既是技术服务，又是艺术服务，是技术与艺术有机结合的整体，是一个整体的技艺学科。全科医学服务至今仍保持着技艺的特征。全科医学强调重视"人"而不单纯重视"病"。全科医学特别重视医生与病人之间的交流，交流必然伴随感情。与感情联系在一起的技术服务就是艺术服务。从某种意义而言，全科医生是艺术家，在具有同等医学技能的前提下，感情投入越多，服务越成功，越受病人欢迎。相反，缺乏感情交流、冰冷的纯技术服务是失败的，是被病人反感的。全科医生应牢记医学前辈的格言——有时去治愈，常常去帮助，总是去安慰。

四、整体医学是全科医学服务的指导思想

全科医学服务是整体医学理念下的临床服务，必须以整体医学为指导思

想。整体医学要求完整地认识医学的目的，从基本的目的到最终的目的。在整体医学思想指导下，全科医学服务包括整体的诊断及鉴别诊断，整体的治疗疾病及控制症状，预防疾病及功能康复，满足病人的需要及改善个人的生活质量，改善全体人民的生活质量及健康促进。

五、整体医学是全科医生的临床思维

全科医生和专科医生临床思维的差别主要在于：全科医生强调横向临床思维，而专科医生强调纵向临床思维。横向临床思维的理论基础就是整体医学。全科医生把人看成一个整体。人体的各个部位、人的心理、社会及灵性都是全科医生临床思维要考虑的内容。整体医学的属性与全科医生的临床实践有内在的亲和力。全科医生在每天的临床磨炼中形成了与专科医生不同的思维方式，那就是整体医学临床思维。

第六节　整体医学理念

一、早期整体医学理念

早期整体医学理念认为人体内存在生理平衡和心理平衡，人体外存在自然平衡和社会平衡。四个平衡相互交叉构成六对平衡运动——自然生理平衡运动、社会生理平衡运动、自然心理平衡运动、社会心理平衡运动、自然社会平衡运动、生理心理平衡运动。四个平衡及六对平衡运动相互关联形成一个整体。任何一部分的改变都会对主体——人产生影响。当四个平衡及六对平衡运动协调时，人就是健康的，如果处于最佳平衡状态，人就健康强壮，反之，则生病虚弱。

二、整体医学理念发展

整体医学把医学看成整体，把人看成整体，把人身体外的环境、社会、精神、信仰等都看成整体，在"系统论、控制论、信息论"的指导下逐渐壮大，在中医现代化理论家推动下形成了自己"天人合一"的崭新医学观。整体医学理论架起以整体和综合为特征的复杂性医学科学方法论。整体医学借助现代科学的主流观念，宣告了自己独特的哲学思想，使得人的生物整体、心理状况、社会环境、宇宙与自然、信仰与神学有望在依据实证的检验和完善过程中，逐步发展成科学的理论体系，指导对疾病预防和治疗，并把人类文明发展过程中逐步积累起来的有效治疗方法统一到新的整体医学体系中来，在统一的

人和疾病理论的指导下综合运用。在现代的医学体系中，全科医学的学科特性与整体医学的哲学思想一致，整体医学理论的进步必将带动全科医学的学科发展。

三、整体医学的新定义

由于整体医学理念的发展，整体医学需要重新定义。综合整体医学的最新研究成果，我们可以这样定义整体医学。整体医学是从整体角度研究人体疾病发生发展规律、疾病中人体各部分之间的相互联系及所导致的机体状态的变化规律，并将人的身、心、灵和人所处的社会、环境、自然融为一体，系统研究疾病的预防、诊断及治疗的一门学科。现代整体医学的临床实践必须通过全科医学实现。整体医学是全科医学的基本原则和理论基础。

第七节 生物-心理-社会医学模式

在整体医学的历史发展中，生物-心理-社会医学模式是一个不朽的里程碑。这个新的医学模式，顺应历史潮流，勾画出人的三维属性，强调整体医学观，推动了医学人文的进步。

一、生物-心理-社会医学模式的诞生

（一）健康医学模式的提出

1974年，布鲁姆（Blum）提出环境健康医学模式，认为影响人类健康有环境、生物、行为生活方式、卫生服务四大因素，其中环境因素包括自然和社会环境，特别是社会环境对健康有重要影响。相继，拉隆达（Lalonde）和德威尔（Dever）对环境健康医学模式加以修正和补充，提出了综合健康医学模式，为制定卫生政策、指导卫生保健工作提供了理论基础。

（二）生物-心理-社会医学模式的提出

受健康医学模式思想的影响，1977年美国纽约州罗彻斯特大学精神和内科教授恩格尔（Engel）开始批评生物医学模式只关注生物致病因素，忽视社会和心理致病因素。恩格尔在1977年《科学》杂志上发表了题为"需要新的医学模式：对生物医学的挑战"的文章，批评了生物医学模式的局限性，提出了一个新的医学模式，生物-心理-社会医学模式。

二、生物-心理-社会医学模式诞生的历史必然性

（一）社会经济的发展

随着人们对保护健康、防治疾病的经验积累，认识也有了深刻的变化。对

人的属性的认识，由生物自然人上升到社会经济人。对疾病的发生和变化，由生物层次深入到心理与社会层次。对健康的思维也日趋全方位和多层次。医学发展史证明，医学的发展与社会发展息息相关。人类保护健康和防治疾病已经不单是个人的活动，而成为整个社会性活动。只有动员全社会力量，保持健康、防治疾病才能奏效。随着经济的发展，国民收入增加，人们对卫生保健的需求提出了更高的要求。不但要身体好，还要有良好的心理状态和社会活动能力，提高生活质量，延年益寿。

（二）疾病谱的变化

随着现代社会的发展，医学科学有了更大的进步，一些由生物因子（细菌、病毒、寄生虫）所致的疾病已被控制，而慢性病已成为人类健康的主要危害。人类的疾病与死因结构发生了改变。世界各国先后出现了以心、脑血管病和恶性肿瘤占据人口死因谱主要位置的变化趋势。影响中国人群健康的主要疾病，由过去的传染病为主逐步转变为以慢性病为主。曾经为人类健康作出过重大贡献的生物医学模式，在这些疾病面前显得束手无策。因为这类疾病的发生原因不仅仅是生物因素，而是生物因素、社会因素和心理因素共同作用所致。于是，出现了综合生理、心理和社会因素对人类健康与疾病影响的医学观，这就是生物-心理-社会医学模式。

三、生物-心理-社会医学模式体现整体医学观

医学模式是人们关于健康和疾病的基本观点，是医学临床实践活动和医学科学研究的指导思想和理论框架。医学模式来源于医学实践，是对医学实践的反映和理论概括。迄今为止，存在过三种典型的医学模式——古代朴素的整体医学模式、近代生物医学模式和现代生物-心理-社会医学模式。"合久必分，分久必合"，医学模式的演变反映了医学呈螺旋式发展的辩证法。生物-心理-社会医学模式是20世纪70年代以后建立起来的一种全新的医学模式。这种新的医学模式从生物、心理、社会全面综合的水平上认识人的健康和疾病，体现了整体医学观，促进了现代的整体医学的发展。

四、生物-心理-社会医学模式是医学人文的进步

生物-心理-社会医学模式取代生物医学模式不仅反映着医学技术进步，而且标志着医学人文进步。生物-心理-社会医学模式在更高层次上实现了对人的尊重。生物医学模式重视的是人的生物生存状态，病人只要活着，只要有呼吸和心跳，即使是低质量地活着，医务人员也应该救治。生物-心理-社会医学模式不仅重视人的生物生存状态，而且更加重视人的社会生存状态。只有具有社会价值的生命才是真正的人的生命。生物-心理-社会医学模式从生物和社会结

合上理解人的生命，理解人的健康和疾病，寻找疾病现象的机理和诊断治疗方法，是对人的尊重。生物-心理-社会医学模式对医师的职业提出了更高的人文要求。根据生物-心理-社会医学模式，医生不仅要关心病人的躯体，而且要关心病人的心理；不仅要关心病人个体，而且要关心病人的家属、关心病人的后代及关心社会。

第八节 整体医学在全科临床中的应用

一、生物医学层面的整体医学诊治

虽然整体医学推崇生物-心理-社会医学模式，生物医学目前仍然是整体医学的基本内容。整体医学理念的实现必须首先从生物医学开始。在生物医学层面，整体医学在全科临床中的应用体现在全面考虑人体的多器官、多系统，列出所有的医疗问题诊断，预防与治疗相结合。

（一）健康档案建立

健康档案有利于全面了解病人情况，保存病人的整体信息。健康档案的关键是全面、准确、实用。中国目前采用的居民健康档案内容非常全面，缺点是不能迅速地被临床医生解读，在临床医生实际诊治时难以发挥效用。必须杜绝健康档案与临床脱节，为完成任务建立死档案的错误做法。健康档案通常是在病人全科门诊首诊时建立。健康档案应包括以下内容。

1. 个人信息 包括姓名、性别、出生日、婚姻状况等。
2. 首诊主诉 病人第一次就诊的主要症状。
3. 首诊现病史 病人第一次就诊发病情况和病程经过。
4. 既往史 过去曾患主要疾病、用药情况、药物过敏史及预防接种史等。
5. 个人史 抽烟、饮酒、吸毒、冶游及性生活等个人生活习惯。
6. 月经婚育史 月经、婚姻及生育等情况。
7. 家族史 直系亲属主要病史。
8. 体格检查 生命体征包括血压、脉搏、呼吸、身高、体重及体重指数（BMI）等，一般情况、头颅五官、颈部、心脏、肺部、腹部、四肢、皮肤及神经精神等主要体征。
9. 辅助检查 血常规、尿常规、大便常规、血生化等实验室检查，胸片、心电图及超声波等影像学检查以及其他检查。
10. 主要诊断 列出所有的诊断，特别是慢性病诊断要全面。诊断要求规范诊断术语。

（二）整体医学病程记录

整体医学病程记录目前推荐的是 SOAP 格式。SOAP 格式病程记录可以用于住院病人，也可用于全科门诊记录。SOAP 病程记录格式如下。

1. S（subjective data） 代表病人主观资料。主观资料是由病人或其陪伴者提供的症状、主观感觉、担心忧虑、疾病过程、个人史、家族史和社会生活史等。

2. 0（objective data） 代表客观资料。医生或医务人员发现的体征、体格检查数据、病人态度、心理行为测量结果及辅助检查结果等。

3. A（assessment） 代表对医疗问题的评估。完整的评估应包括所有诊断，包括未明确原因的症状。评价问题的名称须按统一使用的分类系统来命名。国际疾病分类（international classification of diseases，ICD）是 WHO 制定的国际统一的疾病分类方法。它根据疾病的病因、病理、临床表现和解剖位置等特性，将疾病分门别类，使其成为一个有序的组合，并用编码的方法来表示的系统。目前全世界通用的是第 10 次修订本，被简称为 ICD-10。诊断术语必须在 ICD-10 上查得到。诊断必须有诊断依据，避免带问号的诊断。

4. P（plan） 代表对问题的处理计划。处理计划是针对医疗问题而提出的。计划内容一般应包括诊断计划、治疗策略（包括用药和治疗方式）及对病人的教育等。由于评估和计划常常紧密相连，实际运用时，两者可放在一起称为诊疗计划（assessment & plan，A&P）。

（三）整体医学临床思维

整体医学特别强调全面考虑各种情况，全面诊断。即使是常见病，也必须贯穿整体医学临床思维。骨质疏松和高血压是全科常见的两种疾病。以此两种常见病为例，阐述整体医学临床思维方法。

1. 骨质疏松 骨质疏松是全科常见病，临床表现为骨痛、肌无力、脊椎压缩性骨折等，多数病人无症状。人体进入老年可发生原发性骨质疏松。然而，整体医学临床思维仅考虑原发性骨质疏松是不够的，必须考虑以下原因可导致继发性骨质疏松。

（1）内分泌异常：皮质醇增多、甲状腺功能亢进、甲状旁腺功能亢进、性腺功能低下及糖尿病等。

（2）营养不良：钙、磷及维生素 D3 缺乏等。

（3）肾脏病：慢性肾炎、肾病及血液透析等。

（4）药物：皮质类固醇、抗癫痫药及抗肿瘤药等。

（5）废用性：长期卧床、截瘫及伤后骨萎缩等。

（6）胃肠吸收不良：胃肠慢性病、胃肠术后等可导致钙磷吸收障碍。

（7）肿瘤：多发性骨髓瘤、转移癌及白血病等。

骨密度检查（DEXA）可以很快建立骨质疏松诊断。全科医生必须按照整体医学的理念，扩展全科诊断思维，对可能引起继发性骨质疏松的临床问题全面分析，找出引起病人骨质疏松的原因，对因治疗才能收到好的治疗效果。以下情况尤需引起重视：骨痛、肌肉无力导致病人活动受限，骨废用，骨量进一步减少；钙磷与骨代谢密切相关，钙磷吸收依赖胃肠，与肾脏功能有关。研究发现全身骨痛和有脊椎压缩性骨折的骨质疏松病人常有不同程度的肾脏病变，肾脏合成活性维生素 D3 能力受损，导致肠道钙磷吸收不足，并且由于肾小管受损，尿钙的回吸收也会出现障碍，导致尿钙流失，骨密度下降也就成为必然结果。绝经后骨质疏松的病人可同时有肾脏受损，血清活性维生素 D3 水平降低。全身骨痛的病人有多发性骨髓瘤可能，这些病人的骨密度常常低于正常，如果误诊为骨质疏松会延误治疗。

整体医学临床思维是全科医生鉴别诊断能力的根基。任何骨质疏松都必须进行综合分析，从整体医学的高度去分析疾病，找出病因，全方位去理解疾病，从根本上治疗疾病，而不能仅根据骨密度检察结果就诊断原发性骨质疏松，漏诊继发性骨质疏松，延误治疗。

2. 高血压　高血压是全科最常见的慢性病。现在的普遍倾向是高血压被理解为原发性高血压，很少医生考虑其他原因导致的高血压——继发性高血压。当高血压病人出现以下特征时应该考虑继发性高血压：重度或难治性高血压；恶性或急进型高血压；之前血压平稳的病人出现血压急性升高；小于 30 岁且无高血压家族史的高血压；青春期之前的高血压。以下是可能导致继发性高血压的原因。

（1）肾血管性疾病：最新统计表明，肾血管性高血压是最常见的、潜在可纠正的继发性高血压病因。主要表现为肾动脉狭窄。肾血管超声检查，必要时肾血管造影检查可确定诊断。

（2）肾实质性疾病：肾实质性疾病是继发性高血压的第二常见原因（过去的统计是最常见的原因）。尿常规、血肌酐及肾小球滤过率异常可提示存在肾实质性疾病。

（3）原发性醛固酮增多症：原发性醛固酮增多症是继发性高血压的第三常见原因。原发性醛固酮增多症的主要临床特征是其他原因不能解释的低钾血症。然而，一半以上病人血清钾浓度正常。当出现高钠血症、高血压耐药及肾上腺偶发瘤时，应怀疑有原发性醛固酮增多症。对可疑病人行 24 小时尿醛固酮量筛查，必要时血浆醛固酮浓度与血浆肾素活性的比值可以帮助识别出这类病人。

（4）口服避孕药：虽然口服避孕药通常会使血压在正常范围内偏高，但也可诱发高血压。

（5）嗜铬细胞瘤：如果有阵发性血压升高伴有头痛、心悸和出汗三联征时，应怀疑有嗜铬细胞瘤。应做儿茶酚胺特别是异肾上腺素检查及肾上腺 CT

检查。

（6）库欣综合征：库欣综合征典型体格检查提示满月脸、向心性肥胖、近端肌无力和瘀斑。怀疑者应做 24 小时尿可的松量筛查。

（7）睡眠呼吸暂停综合征：睡眠呼吸暂停综合征典型症状是在睡眠时大声打鼾。其他可能出现的诸多症状包括头痛、白天嗜睡和疲劳。怀疑者应作睡眠监测检查。

（8）主动脉缩窄：主动脉缩窄是年幼儿童出现继发性高血压的主要原因之一，但首次发现可能是在成人期。典型的表现是上肢血压高、下肢血压低。上下肢血压测定有助于筛查，主动脉造影可确诊。

（9）内分泌紊乱：甲状腺功能亢进病人血压可增高，高血压病人应做甲状腺功能检查。原发性甲状旁腺功能亢病人血压也可增高。其血压增高与高钙血症有关。怀疑者应检查甲状旁腺功能。

（10）恶性肿瘤：某些恶性肿瘤可引起高血压。对怀疑者应做恶性肿瘤筛查。

（11）化疗药物：许多化疗药物可导致继发性高血压和肾损伤。注意药物的副作用有利于识别化疗药物所致的继发性高血压。

（12）心理精神疾病：心理因素与原发性高血压发病有关，然而，有些心理精神疾病本身也可引起继发性高血压，例如忧郁症、焦虑症及惊恐症等。这些病人心理精神疾病治愈后，高血压也消失了。

总而言之，整体医学临床思维要求全科医生对每位高血压病人都应进行全面分析，根据继发性高血压的临床特征对高危人群进行筛查。

（四）整体医学诊疗计划

诊疗计划是临床医生的日常工作。目前临床普遍应用的是专科性诊疗计划。整体医学具有自己独特的诊疗计划，整体医学诊疗计划通常由以下三部分组成。

1. 全面的诊断及对应的处理　全面的诊断就是根据病人当前的病史、体格检查及辅助检查依据，把病人所有的问题作出诊断。整体医学的诊断分为三类。

（1）疾病诊断：临床诊断成立的疾病，例如高血压 3 级很高危。

（2）症状诊断：原因未明的症状，例如上腹痛。

（3）体征诊断：原因未明的体征，例如皮肤瘀斑。

诊断必须规范化，目前推荐的是 ICD-10 国际疾病编码系统。对应的处理是指诊断建立后针对每个诊断所要做的进一步检查和治疗方法。

2. 预防接种　根据不同年龄、居住区域、健康状况及疾病流行时间等制定预防接种方案，例如，儿童期的计划免疫接种，成人每 5～10 年接种破伤风强化疫苗，流感季节易感人群接种流感疫苗，慢性病包括慢性阻塞性肺病、糖尿病等病人接种肺炎疫苗等。

3. 健康维持　健康维持指为保持良好的健康水平，预防某些疾病而采取的措施，例如 50 岁以上的人大肠镜筛查结肠癌、40 岁以上的妇女乳房钼靶照片筛查乳腺癌、老年人骨密度检查筛查骨质疏松等。

为进一步帮助理解整体医学诊疗计划，现举一临床实例。

男，50 岁，自述乏力、食欲缺乏。3 月前无明显诱因出现乏力、食欲缺乏。病后，精神、食欲一般，睡眠可，大小便无特殊，体重减少约 1kg。既往史：慢性乙型肝炎，余无特殊。个人史：职业农民，不抽烟，饮白酒每天半斤 20 年。家族史：父亲母亲死因不详。体格检查：一般情况良好。T 36℃，P 80 次/分，R 16 次/分，Bp 120/80mmHg，Ht 165cm，Wt 65kg，BMI 24。神清合作，皮肤、巩膜无黄染，口唇无发绀，浅表淋巴结未扪及肿大，颈软，气管居中，甲状腺不大，胸廓对称无畸形，双肺呼吸动度一致，未闻及干湿罗音，心界不大，心率 80 次/分，律齐，未闻及病理性杂音。腹平软，肝脾未扪及，移动性浊音（－），肠鸣音 4~5 次/分。双肾区无叩痛，双下肢无水肿，神经精神无异常发现。

血常规：WBC 8×10^9/L，NEU-R 0.7，HGB 112g/L，MCV 90FL，PLT 300×10^9/L，HBsAg＋，HBsAb－，HBeAg－，HBeAb＋，HBV-DNA 2×10^6 copies/ml。尿常规：正常范围。大便常规：正常范围。血生化：GLU 7.2mmol/L，TC 6.8mmol/L，LDL-C 4.2mmol/L，AST 60U/L，ALT 80U/L。腹部彩超：肝脏大小正常，重度脂肪肝，肝内弥漫性不均匀回声增强，肝表面粗糙。

整体医学诊疗计划如下。

1. 全面的诊断及对应的处理
（1）慢性乙型肝炎：抗病毒治疗。
（2）肝硬化：腹部 CT 扫描、AFP。
（3）脂肪肝：饮食控制，锻炼。
（4）高胆固醇血症：他汀类药物治疗。
（5）血糖高：复查血糖，加查糖化血红蛋白。
（6）肝功异常：禁用肝损药物，戒酒。
（7）酗酒：戒酒教育。
（8）超重：饮食控制，减肥运动。
2. 预防接种　肺炎疫苗、流感疫苗、破伤风疫苗。
3. 健康维持　大肠镜。

为帮助理解制定整体医疗计划的临床思维过程，这里对上例整体医学诊疗计划做简明扼要的解读。

1. 全面的诊断及对应的处理

（1）慢性乙型肝炎：抗病毒治疗。

解读：慢性乙型肝炎，病毒量高，肝功异常需抗病毒治疗。

（2）肝硬化：腹部 CT 扫描、AFP。

解读：慢性乙型肝炎病人，肝功异常，腹部彩超见肝内弥漫性不均匀回声增强，肝表面粗糙提示肝硬化。CT 对肝脏占位病变的敏感性高于彩超，腹部 CT 扫描可进一步明确肝硬化的程度及可能潜在的小肝癌。对慢性乙型肝炎及肝硬化的病人常规检查 AFP（甲胎蛋白）以筛查肝癌。

（3）脂肪肝：饮食控制，锻炼。

解读：饮食控制和锻炼是脂肪肝的首选治疗。

（4）高胆固醇血症：他汀类药物治疗。

解读：高胆固醇血症以低密度脂蛋白 LDL-C 为目标值。即使没有其他危险因素，当 LDL-C 值超过 4.12mmol/L 应启动他汀类药物治疗。

（5）血糖高：复查血糖，加查糖化血红蛋白。

解读：空腹血糖超过 7.0mmol/L 为血糖高，糖尿病的诊断标准是非同日空腹血糖超过 7.0mmol/L 或餐后血糖超过 11.1mmol/L 或随机血糖超过 11.1mmol/L，两次以上，或糖化血红蛋白超过 6.5% 一次。因此，目前病人还达不到糖尿病诊断标准，需复查血糖，加查糖化血红蛋白。

（6）肝功异常：禁用肝损药物，戒酒。

解读：AST 60U/L，ALT 80U/L，超过正常值，可诊断肝功异常，最好的保肝方法就是禁用肝损药物包括中药和酒精等，喝酒的人应该戒酒。轻度的肝功异常并不需要保肝药。

（7）酗酒：戒酒教育。

解读：酗酒是一种症状诊断，戒酒教育是治疗的第一步。

（8）超重：饮食控制，减肥运动。

解读：超重是一种体征诊断，不明原因的超重首选的治疗是饮食控制，减肥运动。

2. 预防接种 肺炎疫苗、流感疫苗、破伤风疫苗。

解读：病人有慢性病——肝硬化，免疫功能较低，应注射肺炎疫苗，流感流行季节还应该注射流感疫苗，每 5～10 年应该注射一次强化破伤风疫苗。

3. 健康维持 大肠镜。

解读：病人 50 岁以上，应该做大肠镜筛查结肠癌。

二、心理医学层面的整体医学诊治

由于躯体症状可伴有心理问题，心理问题可投射出躯体症状，全科医生必须重视心理医学层面的整体医学诊治，主要是对常见心身疾病和心理疾病这两类疾病的诊治。

（一）心身疾病

1. 理解心身疾病　心身疾病是一组与心理社会因素相关，以躯体症状为主要表现的疾病，其特点是心理社会因素在疾病的发生、发展和转归过程中起重要作用；主要表现为躯体症状并伴有器质性病理生理改变；不属于躯体形式障碍。中国综合性医院初诊病人中，有近1/3的病人患有心身疾病。非精神科医生对这类疾病的识别率很低，通常只提供病人躯体治疗，很少关注心理社会因素。心身疾病实际上是非常广泛的疾病，可发生在几乎每个系统，常在心理应激后起病、情绪影响下恶化并且心理治疗有效。美国心理生理障碍学会将心身疾病分为十二类，每一类有非常复杂多样的病种。最常见的三种心身疾病是高血压、支气管哮喘及消化性溃疡。

2. 诊断心身疾病　以下临床特征应考虑心身疾病。

（1）发病前有明显的心理社会因素发病诱因，发病后有心理社会因素贯穿疾病过程。

（2）有躯体症状和体征，也可有辅助检查异常。

（3）疾病常累及自主神经或内分泌系统支配的某一器官。

（4）单纯的躯体治疗无效或效果不佳。

对可疑病人应全面了解病史，特别是病人起病前心理应激状态和对应激事件的认知反应以及病人的性格特点等；必要的的体格检查和辅助检查，特别是注意与心身疾病相关的症状，如甲状腺肿大、震颤、心音及心率改变等；根据情况可作心理测验，如心身症状自评问卷、生活事件量表、行为问卷、多相人格调查表等；心理生理检查，用情景性心理刺激病人，并用生理学方法检测血压、心率、呼吸等，检测心身之间的联系；心理社会因素调查，通常可采用社会再适应量表、生活事件和自觉困难调查表等；必要时请身心医学科或精神科会诊协助诊断。

3. 治疗心身疾病　治疗心身疾病的原则是整体综合治疗。在躯体治疗的同时采用心理行为及精神药物治疗。躯体治疗的目的是控制症状，心理行为及精神药物治疗常常可以获得更为全面的疗效。

（1）心理治疗：心身疾病的心理治疗应贯穿始终，常用的有行为治疗和认知行为治疗等，对高血压、溃疡病、偏头痛、支气管哮喘等心身疾病有明显的疗效。

（2）药物治疗：药物可为心理治疗创造条件，显著提高病人的生活质量。大部分心身疾病病人适用抗焦虑及抗抑郁药物治疗，控制病人的不良情绪；自主神经功能失调的病人，可用脑功能调节剂如谷维素；难治性病例可在抗抑郁药、抗焦虑药基础上合用小剂量抗精神病药。

（3）中医治疗：中医强调整体观念，对心身疾病适用。临床资料表明，根据中医辨证施治的原则开出的方剂对心身疾病有良好效果。针灸对消除心身疾病症状疗效显著。

（4）其他治疗：信仰治疗、催眠治疗、暗示治疗、松弛训练、物理治疗对心身疾病有效。水疗、体疗、气功、太极拳对心身疾病也有一定疗效。

（二）心理疾病

1. 理解心理疾病　心理疾病是指人由于精神紧张或干扰，出现思维、情感和行为偏离社会生活规范的现象，偏离社会生活规范程度越大，心理疾病就越严重。最常见的心理疾病是忧郁症、焦虑症、躯体形式障碍、强迫症。

2. 诊断心理疾病　心理疾病的诊断主要根据临床表现。详细的病史是诊断的关键。心理测定，例如，微小心理测定（MME）、心理疾病量表测定等有助于诊断。由于心理疾病种类太多，这里不作赘述。心理疾病筛查与评估特别重要。中国大型医院非心身或精神科医生对心理疾病识别率很低，而发达国家全科医生对心理疾病的识别率很高。常见心理疾病筛查与评估应该成为整体医学常规。全科医生办公室应常备心身医学常用量表，适时对病人进行有关量表筛查。特别是对常见的心理疾病，例如忧郁症和焦虑症的筛查与评估。发达国家90%以上的心理疾病由全科医生诊断。常见心理疾病筛查与评估是全科医生整体医学实践的重要内容。

3. 治疗心理疾病　大的原则而言，心理疾病治疗可分为心理治疗、药物治疗、中医治疗及其他治疗。这些治疗方法与心身疾病治疗相似。然而，心理疾病种类非常多，各种疾病有其特殊治疗，例如，忧郁症首选药物是五羟色胺再摄取抑制剂（SSRI）。心理疾病发病率高，对人类危害大，已成为许多发达国家的第一致残原因。常见心理疾病病人首诊常常不在心身医学科或精神科，而是在全科。已建立诊断的病人，应该得到及时治疗。全科医生应该治疗常见的心理疾病如忧郁症、焦虑症、躯体形式障碍、强迫症等。

三、社会医学层面的整体医学诊治

（一）消除社会致病因素

社会致病因素是指可能引起健康问题的各种各样的社会问题。例如抽烟是肺癌的致病因素。抽烟包括直接抽烟和间接抽烟。抽烟是个社会问题。中国肺癌发病率急剧上升与抽烟这个社会问题相关。要减少肺癌的发病率，必须尽量消除抽烟这个社会致病因素，包括戒烟教育、加强政府对烟草的管理、禁止公共场所抽烟等。同样，酒精性肝硬化与酗酒有关，控制酒精性肝硬化必须消除酒精这个社会致病因素，包括戒酒教育、加强政府对酒的管理、禁止青少年饮酒等。

（二）开展社会化治疗

社会化治疗是指通过对人群的干预，改变人群行为，治疗人群共同疾病。例如，"五·一二"大地震后，地震灾区许多人患创伤后应激障碍（PTSD），根据目前的循证医学依据，心理治疗是根治创伤后应激障碍最为有效的方法。将患创伤后应激障碍的人群召集在一起，开展心理治疗，可收到良好效果。同样，肥胖病人也可召集在一起，进行减肥教育，开出集体处方，病人相互监督，取得比个人健康教育更好的减肥效果。

第二章

整 合 医 学

第一节　整合论的概念

一、整合的原意

最早把"整合"（integration）作为学术用语的是英国哲学家赫伯特·斯宾塞。他在 1862 年出版的《第一原理》中提出整合是由系统性及系统核心的统摄、凝聚作用而导致的使若干相关部分或因素合成一个新的统一整体的建构、序化过程。

更为通俗的解释，整合就是把一些零散的东西通过某种方式彼此衔接，实现信息系统的资源共享和协同工作。其精髓在于将零散的要素组合在一起，形成有价值有效率的一个整体。整合论是以整体论为基础的。事物都有其存在的价值，把它们的价值有机地结合在一起，让这些单一看意义不大的事物获得超值的效果。

二、学科分化与整合

在科学领域，分化与整合是科学发展中两种相辅相成的趋势。学科分化指在原有的基本学科中细分出一门或几门相对独立的学科；学科整合指相邻甚至相距很远的学科之间交叉、渗透、融合而形成边缘性、综合性学科。

三、资源整合

资源整合是系统论的思维方式，通过组织和协调，把内部彼此相关但却彼此分离的职能及外部既参与共同的使命又拥有独立利益的合作者整合成一个合作体系，取得"1＋1＞2"的效果。资源整合是优化配置的决策，根据自身的发展战略和社会需求对有关的资源进行重新配置，通过组织制度安排和管理运作协调来增强自身优势，提高服务质量。

第二节 整合医学的历史

一、国际整合医学历史

20 世纪 90 年代，美国医生对替代医学（alternative medicine）产生了浓厚兴趣。1995 年调查表明，80% 的家庭医生有兴趣接受针灸、催眠术、及按摩治疗培训。替代医学也常和补充医学（complementary medicine）放在一起称为补充和替代医学（complementary and alternative medicine，CAM），是未进入主流医学的医疗总称。20 世纪 90 年代中期，在补充和替代医学的基础上提出整合医学（integrative medicine），美国的医院开始开设整合医学门诊。1999 年整合医学学术机构成立。2015 年有 60 名会员单位，包括约翰霍普金斯大学医学院（Johns Hopkins University School of Medicine），杜克大学医学院（Duke University School of Medicine），乔治市大学医学院（Georgetown University School of Medicine），梅奥诊所（Mayo Clinic）等顶级的医院。同年，整合医学学术机构正式改名为整合医学及健康学术联盟（Academic Consortium for Integrative Medicine and Health）。该学术联盟的目标是联合各医学院在医学教育中植入整合医学，推进整合医学的实践。2013 年美国专科医生委员会宣布给受整合医学培训的医生授予整合医学证书。2015 年，美国政府在国立补充医学和替代医学中心的基础上重建了国立补充医学和整合医学中心（National Center for Complementary and Integrative Health，NCCIH），该中心隶属于美国医学科学院（National Institutes of Health，NIH），任务是通过强有力的科学研究，确定补充医学和整合医学治疗措施的有效性和安全性，提供给公众研究信息，指导健康政策制定。

英国也提出整合医学。英国公共的国家卫生服务系统（NHS），强调整合健康（integrative health）。2007 年，英国整合医学学院（British College of Integrative Medicine，BCIM）成立，专门为医生、护士研究生及其他医务人员提供整合医学教育培训，并颁发文凭。

日本的整合医学强调西方医学与东方医学的整合。日本把中医理论进行了改革，创立了康博医学（Kampo Medicine）。康博医学的特点是把中药方剂变成配方公式（formula），简化方剂。

二、中国整合医学历史

2012 年以樊代明院士为代表的中国整合医学学者提出整合医学新理论。

整合医学是以整体医学为前提。由于整合与整体难以截然分开，因此，樊代明院士将整合医学称为整体整合医学（holistic integrative medicine，HIM）。中国整合医学新理论要求人们把现在已知各种致病因素、相关医学科学新发现、各专科的先进临床经验加以整合。不仅要单元思维考虑问题，而且要以哲学的多元思维来分析问题，从而构建更全面、更系统、更科学、更符合自然规律、更适合人体健康维护和疾病诊断、治疗和预防的新的医学知识体系。整合医学是将从整体及其各因素之间发现的理论整体与人体整体，再与自然和社会环境各因素之间疾病诊断预防中的经验整体进行相互对比、相互分析，两个整体共同作用、相互整合，从中找出人体健康的最佳状态及疾病诊疗的最佳方案，从而实现最佳效果，由此逐渐形成新的医学知识体系。

第三节 整合医学理念

一、早期的整合医学理念

整合医学最先是补充和替代医学与循证医学的结合。由于补充和替代医学（CAM）的一些成功经验，美国医学界有人提出主流医学可能存在缺陷，应该允许非主流医学的补充和替代医学治疗疾病。主张开展相关循证医学研究，论证补充和替代医学的效果。早期的整合医学理念就是要把补充和替代医学整合进入主流医学。

二、整合医学理念的发展

随着整合医学研究的深入，整合医学学者们不仅仅认为主流医学存在缺陷，而是认为主流医疗模式存在互相分割，支离破碎的服务，进而提出整合医学的发展是对支离破碎的医疗-许多国家医疗系统中普遍公认的问题的回应。医疗的综合与协调成为整合医学的重要使命，因此，整合医学也被叫作整合医疗、协调医疗、综合性医疗、无缝医疗和贯穿医疗。整合医疗是一种医疗改革的世界趋势以及新的组织调整以聚焦更协调和整合的医疗模式。

整合医学涵盖一个复杂和综合的领域，其概念有许多不同的约定和定义。世界卫生组织对整合医学的定义如下："整合医学是一个概念把与诊断、治疗、护理、康复和健康促进相关的输入、投放、处理和组织服务连在一起。整合是一种提高医疗可及性、医疗质量、病人满意度及医疗效率的方法"。

整合医学及健康学术联盟对整合医学定义如下："整合医学及健康重申医患关系的重要性，重视全人，以循证为导向，应用一切合理的治疗和生活调节的方法，健康管理及多学科途径达到理想的健康和医治"。整合医学以整体医学为基础，基本的目标是强调全人的健康和医治，包括生物、心理、社会和灵魂的层面，并高度重视医患关系的作用。

中国整合医学学者樊代明院士对整合医学作出了这样的定义："整合医学就是还器官为病人，还症状为疾病，从检验到临床，从药师到医师，身心并重、医护并重、中西医并重、防治并重。"整合医学是传统医学观念的创新和革命，是医学发展历程中从专科化向整体化发展的新阶段。不仅要求我们把现在已知各生物因素加以整合，而且要将心理因素、社会因素和环境因素也加以整合；不仅需要我们将现存与生命相关各领域最先进的医学发现加以整合，而且要求我们将现存与医疗相关各专科最有效的临床经验加以整合；不仅要以呈线性表现的自然科学的单元思维考虑问题，而且要以呈非线性表现的哲学的多元思维来分析问题，通过这种单元思维向多元思维的提升，通过这四个整合的再整合，从而构建更全面、更系统、更科学、更符合自然规律、更适合人体健康维护和疾病诊断、治疗和预防的新的医学知识体系。

整合医学是现代医学的热点。大量的研究围绕整合医学开展。欧美发达国家，不但医学教育植入了整合医学内容，整合医学研究生培训也早已起步。整合医学虽然受到现代医学的高度重视，但整合医学本身尚未成为一个独立的医学学科。从临床的角度，整合医学培训纳入了住院医师规范化培训的学科就是全科。在美国，不论是普通医学还是家庭医学，整合医学是其重点培训内容。

三、整合医学的新定义

由于整合医学理念的发展，整合医学需要重新定义。综合整合医学的新进展，这样定义整合医学比较恰当：整合医学是以整体医学为基础，以提高医疗质量和病人满意度为目的，探讨病人全人健康保健及全程医疗服务的各个环节，整合各种医疗和社会资源，特别是整合协调各临床专科的服务，使每个人的医疗保健服务达到理想化的一门科学。全科医学是体现整合医学的临床学科，现代整合医学的临床实践必须通过全科医学实现。整合医学是全科医学的基本原则和理论基础。

四、整体医学和整合医学的关系

整体医学和整合医学有不同的概念，但相辅相成，不可分割。这就是为什么有学者把整体医学和整合医学放在一起，称作整体整合医学（HIM）的原因。一般而言，整体医学强调理论（theory），而整合医学强调行动（action）。如果说整体医学是全科医学的理论基础，那么，整合医学就是全科医学的行动纲领。

第四节　整合医学是医学的革命

中国从前苏联继承了专科医学体制，医疗高度专科化，缺乏整合机制。修正专科制弊端的唯一路径是推进临床医学的整合。医学界自身对专科化的热衷和留恋是整合医学难以推进的原因。因此，整合医学是医学自身的一场革命。通过整合而完善医疗体制，提高卫生服务效率，而整合医学的关键是医学理念的转变。

一、整合医学的迫切性

（一）慢性病的威胁

慢性疾病包括心、脑血管病、癌症、糖尿病和慢性阻塞性肺病等，已成为人类健康和生命的主要威胁。这些慢性病是多因素引发的复杂全身性疾病，与其他疾病的最大差异在于没有特异性的致病因素，也很少具有特异性根治方法。医学不能以传统的方式继续走下去，而应该从治疗疾病延伸至维护健康及慢性病管理。中国每年癌症病人数新增达 200 万人；高血压、糖尿病病人也逐年增加，《中国慢性病报告 2011》发布，慢性病占我国人群死亡构成，由 1973 年的 53% 上升到 2009 年的 85%。可见，由于人类生活方式、饮食习惯以及精神状态等发生改变，疾病谱也发生改变。慢性病已成为人类的第一死亡原因。任何一种慢性病都是一种全身性的疾病，即使一些慢性病仅表现在局部，但它们并非是局部的疾病。例如，肝癌似乎只是由于肝细胞发生癌变，但实际上，这种癌变是与全身状况有密切关系的，与机体的抵抗力减弱、抑癌细胞功能的衰退等因素有关；而当前的专科化使医生的视线聚焦于本专科，忽略了局部病变与全身情况的内在联系，非常不利于病人的治疗。只有整合医学才能有效地控制慢性病。

（二）健康理念的变化

健康不单单是没有疾病，而且包括身心健康和社会安宁。认识引发疾病和危害健康的根源，不仅是生物学因素，还包括心理、社会、环境及信仰等诸方面因素。近代科学发展的主要特征是将还原论引入了医学，将疾病还原成单因素。但当今医学主要面对的是多因素导致的疾病，医学必须将还原方法与系统论方法有机地结合，并以系统论方法更全面地审视引发疾病和影响健康的各种因素。例如，糖尿病是一个与生活方式紧密相关的疾病，开展糖尿病教育已成为糖尿病治疗的重要组成部分。现代医学务必在观念上根本转变，从局部转向整体，从治疗转向预防，从生物医学扩展到心理、社会、环境及信仰等方面。整合各种资源，从疾病发生、发展的各个环节入手，形成无缝（seamless）的医疗是现代医学发展的必由之路。

（三）专科化的局限性

医学科学研究不断深入，从器官到细胞及分子水平，医学高新技术不断涌现。各专科不断向纵深方向无限发展。高、精、尖技术的背后是支离破碎的（fragmented）的医疗服务。医学不能仅限于高技术干预，医学服务必须来一场革命——整合医学，从关注局部病变向关心病人整体的方向改革，从专科化向整合化迈进，支离破碎的医疗服务必须整合，医学才能获得新生。

二、整合医学面临的困境

（一）高技术的副作用

以技术为核心的医疗体制驱使医生对技术无限地追求，医生们的兴奋点从治病转向对本专业高新技术的追求，对整合医学漠不关心。技术主体化趋势将医院打造成由各种新技术构成的庞大医疗机器，医生仅是这台机器的螺丝钉。由于对高技术极端崇拜，医生们难以跳出自身的专业视野，走向整合医学领地。高技术本身带来的诸多问题，可能通过更新的技术而得到解决，高技术带来的问题越多，就需要更多的更新技术来解决，如此往复，作为医学对象的人就必然越来越碎片化，使整体的人消失。

（二）医疗资本化的后果

医疗保健服务已成为社会资本的重要构成。它加速了医学技术的更新，但使医院营运目标发生了转变，利润收入成为医院的追求。以减少疾病为目的的医疗保健服务，却期望门诊和住院病人越多越好。这让日益淡漠的医学人性雪上加霜，这也是整合医学的主要障碍。由于资本追逐利润本性，也会给医学带来许多消极的影响。资本追求利润最大化，必然导致过度医疗。2010年《柳叶刀》报道，中国剖宫产率高达46.2%，比平均国际水平高3倍；经皮冠状动脉介入治疗（PCI）应用率达90%～95%，比平均国际水平高5倍。医疗资本化的运行结果必然引发医疗费用的迅猛增长，大医院盲目扩张，严重影响医疗的公平性和可及性，这是整合医学发展的又一障碍。整合医学理念必须融入医改顶层设计中，推进医学资本的道德化运行。

（三）专科化的弊端

医学界对专科体制的弊端认识不清，迷恋专科体制的长处而忽视其致命的短处。没有认识到孤立的专科很难形成对生命与疾病的整体认识，而碎片化认识倾向致使临床医学对生命与疾病的认识也越来越失真。医院推出专科化的直接目的在于谋求医院名声和医生们的权威，这种价值定位使医学的仁学特征在无尽的专科分化中消失。由于专科化的阻力，整合医学"整而不合"的泡沫式重组比比皆是。为了迎合整合医学理念，只是机械地将相关科室组合在一起，把单一的小专科变成一个大格局中的小专科，表面新颖而中心内部还是各自为政的独立专科，仍然摆脱不了专科视野。

（四）心理社会医学落后

中国心理社会医学非常薄弱，临床医生普遍缺乏心理社会医学知识。虽然，政府出台许多政策促进心理社会医学发展，短期内，难以改变心理社会医学落后的局面。然而，心理社会医学干预是整合医学的重要部分。据中国 1981 年的一份死亡病例回顾性调查显示，主要死于生活方式的占 44.7%，环境因素占 18.2%，生物因素占 27.8%，保健服务制度占 9.3%。可见，心理社会因素的干预可能比药物、手术等方法更为重要。中国心理社会医学整体水平的落后将阻碍整合医学的发展。

三、整合医学带来的更新

（一）确定是否需要治疗

北京大学医学院前院长韩启德教授 2015 年发表惊人的演讲，他认为医疗对人的健康只起 8% 的作用，更多的是由生活方式、生活条件、经费的保障来决定的。我们现在的医疗出了问题，不是因为它的衰落，而是因为它的昌盛；不是因为它没有作为，而是因为它不知何时为止。在宗教强盛，科学幼弱的时代，人们把魔法信为医学；在科学强盛、宗教衰弱的今天，人们把医学误当做魔法。希波克拉底誓言第一条"我要竭尽全力，采取我认为有利于病人的医疗措施，绝不能给任何人带来危害"。（I will prescribe regimens for the good of my patients according to my ability and my judgment and never do harm to anyone）。整合医学首要的任务是决定是否需要治疗，然后才是如何治疗。如果病人的医疗过程中存在有害于病人的医疗，整合医学的首要任务就是停止有害的医疗。

（二）走出现代专科化的困境

临床医学整合要站在整合的立场上进行专业化，而不能站在专业化的立场上来进行整合。整合的目的并不是让专科医生变成全科医生，而是让专科医生建立整体理念，正确认识全科医生，在全科医生的协调下实现整合效应。专科医生应该认识到，从分化转向整合是医学的进步和历史的必然。整合医学要打破长期以来形成的专科化格局，将以医疗为中心转向医疗与促进健康并重，并逐渐向以促进健康为主导的轨道转化，结果必然出现医疗经济利益重组。整合医学能否成功，很大程度上取决于医疗经济利益重组是否成功。整合医学并不是一条平坦大道，而是充满荆棘的艰难之路。只有坚持人民健康利益至上原则，医学才能真正走出现代专科化的困境。

（三）专科与全科携手并进

整合并非否定专科，在医学发展中，专科细化曾起重要作用。专科细化可以实现各有所精，但同时可导致知识局限。专科医学体制无法实现整合医学。整合就是要将各个专业有机地组织起来，形成相互依存的整体。专业化发展的最终目标是为了实现整合。没有整合的理念，专业化就失去了发展的根基和意义。整合只是一种手段而非目的，是纠正专科制局限性的一种形式。整合不是简单机械性组合，而是医疗系统植入整体观和整合医学方法论。临床整合不是废弃专科而是扬弃发展，寻求多学科系统化结合的改革之路。

医学的整合是医学知识的再认知与重组，对原来传统观念的扬弃，创造全科医学和专科医学两翼并飞的新模式。整合的目的是将对人与生命、身体与心理、疾病与健康等知识看成为一个整体系统，而不是彼此分离的专科和知识片断。人体是一个各系统相互影响的整体，就病人本身来说是不应该分科的。分科的目的是分工细化，但这种专业分科制如果不有效的整合、协调，必然导致低质量，甚至有害的医疗服务。整合就是要用整体观来规范医疗，就是要各专科在全科的导向下各司其职。建立高质量的全科医师队伍，协调各专科，培养专科医生之间的协作意识，形成整合医学的服务模式。通过整合医学模式达到理想的全人医疗，减少过度医疗、炫耀性医疗、人造疾病等等负面医疗行为。

（四）推动生物-心理-社会医学模式

中国生物-心理-社会医学模式之所以不能很好地应用于临床，重要原因是医院找不到该模式的落脚点。医院推动整合医学必然为生物-心理-社会医学模式提供落脚点。当前，中国医院科室基本是为适应生物医学的需要而设立的。专科医生仅在狭小的专业领域中，看不到到整体的病人，忽略了影响疾病和健康的心理社会因素。临床医学整合就是要形成新医学模式的支撑点，对医院现有技术结构进行整合，增加履行心理和社会医学职能。整合医学要求的社会心理干预，其主要手段并不是应用技术、设备或药物等硬件，而是利用健康教育与组织管理等软件。

第五节 整合医学与全科医学的关系

整合医学是全科医学的基本理念。要当好一名全科医生，首先必须掌握全科医学基本知识和技能；其次，必须掌握整合医学的方法论。

一、整合医学是全科医学的历史使命

整合医学是全科医学的基本理念。整合医学的重要性已经被医学界公认，但整合医学的实施方法存在争议。世界各国，根据自己的情况，提出了不同的整合医学实施方法。美国少数教学医院成立了整合医学科，实施医院内整合医学，其缺点是整合效益不高，医院外整合医疗还是通过全科医生完成。中国学

者提出专科医生担任整合医学职能，但由于中国专科医生知识面狭窄，长期专科化思维，从而出现"整而不合"及"泡沫整合"现象。相反，将整合医学与全科医学紧密结合的地方，例如美国犹他大学及英国剑桥大学，整合医学的实施取得了很大的成功。全科医学自身的发展需要借助新的科学理论。将整合医学引入全科医学的学科发展推动全科医学的飞跃。现代的全科医学服务模式，以病人为中心的医学之家或全科医学团队服务，就是整合医学的具体实践。现代的医疗是综合协调的服务，全科医生是医疗团队的领袖，整合医学的协调者。医疗的质量及服务的水平最终应该按整合医学的原则和科学标准评判。

二、整合医学是全科医生管理病人的方法论

整合医学是一种大医学概念，是医学的一种整体实践模式。从医生管理病人的角度，整合医学的社会功能和医学功能是协调统一的。整合是一种显示医生集体力量的表现，同时也是显示病人管理水平的一种表现。整合医学是全科医生管理病人的方法论。全科医生管理的病人，常常同时存在多种系统问题，全科医生一般都有能力诊治，但有些病人需要其他专科的协助诊治。现代医疗体系的特点是高度集中和高度分化，全科医生必须具有高度专业的理论和诊治水平，同时具有高水平的医疗协调能力，把一切有利于病人的医疗单元有机地整合在一起，使病人得到最好的医疗保健和健康维持。

三、整合医学是全科医生的职业需要

全科医生的工作性质要求全科医生具有整合的能力。病人进入医疗系统，全科医生是守门人。全科医生必须从各个不同的角度审视疾病，制定出适合每个病人的整合医学诊疗计划。全科医生在社区可以通过双向转诊，协调各医疗机构的服务等走向整合医学。经典的家庭医学要求全科医生不但在社区照顾病人，如果病人住院，全科医生必须去医院照顾自己的病人。这种无缝的服务模式有利于全科医生领导整合医学的实施。在医院内，全科医生主持的住院病人多学科大会诊以及门诊病人的多学科整合门诊是全科医生的整合医学实践。

四、整合医学是全科医生临床能力的体现

全科医生只有整合医学的思维方式是不够的，必须具备高水平的临床能力，整合医学才能实现。全科医生临床能力不足是导致医疗行为中出现差错和误诊的原因。全科医生学会鉴别诊断是整合医学的基本要求之一。学会鉴别诊断，需要广泛而又深厚的医学知识。临床常常遇到晕厥病人被收治到神经内科，做了一系列神经系统检查未发现异常，意外发现大便潜血阳性，最后明确

是消化道失血引起的晕厥。全面准确的临床诊断能力是全科医生的基本功。全科医生在美国等西方发达国家被称为"诊断家"。全科医生只有在临床上下功夫，具备高水平的临床诊断和鉴别诊断能力，才能充当医疗团队的领导者及整合医学的协调者，实现整合医学。

五、整合医学是全科医生的培训要点

全科医生是对全人关照的医生。人体是复杂的多系统组合，是不同机能系统的和谐统一。全科医生的临床实践体现整合医学的基本精神。因而，整合医学是全科医生培训的要点。全科医生的培训方式至关重要。如果一个医学院毕业生，毕业就固定于某一个专科，他必然存在先天不足，遇到专科之外的问题，不能应对。即便具有专科技能，对于问题的认识存在缺陷，不按照常规办事，往往导致重大错误。全科医生规范化培训必须设置整合医学内容。担任培训的医疗机构必须设置全科医学科及多学科轮转，全方位的多系统医学实践训练，掌握整合医学技能。同样，多种药物的整合也很重要。整合医学常常要求全科医生使用多种药物治疗疾病，通过多种药物的组合，达到最佳治疗效果。但盲目多种药物的组合，带来不同程度的不良反应和副作用。因此，全科医生应对临床常用药物的基本作用及其机理进行学习。临床全科医学教学应该增加整合医学实践培训，例如多学科大会诊及多学科整合门诊等。整合医学模拟病案软件对全科医生思维培训也有帮助。

第六节　整合医学在全科临床中的应用

整合医学是现代医学的必然趋势。全科医学是整合医学的枢纽，全科医生是整合医学的协调员。整合医学在全科临床中的应用体现在以下几个方面。

一、整体医学应用

整体医学是整合医学的前提，整合医学要求全科医生首先按照整体医学的要求全面系统地分析病情，准确地记录病历，提出整体医学诊疗计划，并综合心理、社会及属灵的疗法。

二、专科临床整合

现代医学高度分化，专科越分越细，对同一个病人或同一种疾病可能需要一个专科、两个专科、甚至多个专科诊治。有效地协调各专科服务、整合各专科的意见是全科医生的重要任务。

（一）多学科大会诊

多学科大会诊最能体现整合医学的基本思想。通过多学科大会诊可以弥补

由于专科医生知识狭窄导致的缺陷。多学科大会诊可以集中大家的智慧和力量，共同解决一个复杂机体由于各种问题相互交织所出现的复杂问题。高水平的全科医生是多学科大会诊的关键。在多学科大会诊中，全科医生引领讨论、归纳和总结专业问题，并从讨论中抽提要点或关键点，最终才能把最科学、最有效和最权威的医疗措施应用于病人，这就是一个典型的整合医学的实现过程。

（二）疑难病多学科整合门诊

疑难病多学科整合门诊是整合医学的新尝试。由全科医生预约病人，邀请相关专科专家包括临床药剂师，在全科医生诊室对病人进行门诊会诊。会诊由全科医生主持，全科医生介绍病案，各专科医生对病人补充提问及体格检查，每个医生提出自己专科的意见。全科医生整合各专科意见，去除不兼容的成分，例如治疗方案相互矛盾，药物配伍禁忌，同类药物重复等，提出整合医学方案。整合医学方案经病人同意，医生签字，即可实施。这种疑难病多学科整合门诊模式是全科医生协调的整合医学实践，应该积极开展，并在实践中不断提升。

（三）专科会诊介绍

介绍专科会诊是全科医生最常采用的整合医学方法。全科医生单靠自己的知识和诊疗手段不能完全解决病人的问题时，会开介绍信给病人，介绍信中有简明的病历记录，会诊的目的等，并帮助病人预约专科医生门诊。专科医生看了病人后，写出详细的会诊意见，发给全科医生，必要时，还会与全科医生进行电话沟通。当同一个病人牵涉几个专科会诊时，专科整合的意义就更明显。整合医学要求专科医生写出高质量的会诊意见，包括治疗推荐、药物用法等，而不是直接开药。各专科医生的意见、处方等汇集在全科医生那里进行整合，去除重复的、不适合病人的药物，形成整合医学治疗方案。

三、科学研究整合

生命科学进入到功能基因组学研究时代，研究方法不局限于以还原论为指导的微观拆分，而注重宏观整合。每个生命体并非完全独立的系统，与外界环境存在互动与平衡。细胞、分子水平的精确解析不能代替整体或群体水平上的整合科学研究。全科医生是整合医学实施者，应积极参与整合科学研究，努力在整体和群体科学研究中发挥作用。全科医生应该积极运用循证医学方法，把最新的医学科学研究用于整合医学实践。

四、中医中药整合

我们必须认识到中医是中华民族独特的医学，中医在某些领域有其独到的治疗方法和肯定的治疗效果。整合医学应该包括中医中药。

（一）慢性病中医会诊

常见慢性病中医中药治疗有效已被国际循证医学证实。慢性病的治疗原则是控制疾病，而不是根治。调节身体，控制疾病符合中医的辨证施治。慢性病病人可请中医会诊，适当给予中医中药调节。

（二）中医辅助治疗法

针灸、按摩、饮食治疗等作为中医辅助治疗法受到人们的青睐。这些治疗方法的突出优点是成本低、见效快、副作用小。可介绍符合条件的慢性病病人尝试中医辅助治疗法。

五、补充和替代医学整合

补充和替代医学是非主流医学，是不同国家和地区存在的那些不属于主流医学的医学理论和医疗方式，如气功、按摩、催眠、心理咨询、自然医学等。替代医学许多观念符合现代科学复杂系统理论。整合医学最原始的狭义含义就是把补充和替代医学整合到主流医学中。全科医生应对补充和替代医学有所了解，发挥补充和替代医学在疾病治疗中的作用，提高疾病的预防和治疗效果。

为进一步帮助理解整合医学在全科临床中的应用，现举一临床实例。

男，55 岁，自述眼睛变黄。1 月前无明显诱因出现眼睛变黄。病后，情绪低落，失眠，体重减少约 5kg，大小便无特殊。既往史：高血压，最高血压 170/100mmHg，高胆固醇血症。个人史：职业商人，抽烟每天 20 支 30 年，偶尔饮少量酒。家族史：父亲母亲死因不详。体格检查：一般情况良好。T 37℃，P 78 次/分，R 15 次/分，Bp 160/90mmHg，Ht 160cm，Wt 60kg，BMI 23.4。神清合作，皮肤、巩膜黄染，口唇无发绀，浅表淋巴结未扪及肿大，颈软，气管居中，甲状腺不大，胸廓对称无畸形，双肺呼吸动度一致，未闻及干湿啰音，心界不大，心率 80 次/分，律齐，未闻及病理性杂音。腹平软，未扪及明显包块，肝脾未扪及，移动性浊音（－），肠鸣音 4~5 次/分。双肾区无叩痛，双下肢无水肿．神经精神无异常发现。

血常规：WBC 7×10^9/L，NEU-R 0.68，HGB 114g/L，MCV 90FL，PLT 300×10^9/L。尿常规：正常范围。大便常规：正常范围。血生化：GLU 10.2mmol/L，TC 6.8mmol/L，LDL-C 4.2mmol/L，AST 60U/L，ALT 50U/L，TBIL 180μmol/L，DBIL 160μmol/L，IBIL 20μmol/L。腹部彩超：肝脏大小正常，胰头实性占位性病变 2cm×3cm。

按照整合医学在全科临床中的应用步骤，逐步阐述如下。

（一）整体医学应用

按照整体医学要求，首先列出全科医学诊疗计划。

1. 全面的诊断及对应的处理

（1）胰头占位性病变：腹部增强 CT。

（2）阻塞性黄疸：肝胆外科会诊。

（3）血糖高：复查血糖，加查糖化血红蛋白。

（4）肝功异常：禁用肝损药物。

（5）烟草依赖：戒烟教育。

（6）体重减轻：营养科会诊。

（7）忧郁状态：心身医学科会诊。

（8）高血压 2 级很高危：钙拮抗剂 + ACEI，阿司匹林。

（9）高胆固醇血症：他汀。

2. 预防接种　暂无。

3. 健康维持　大肠镜。

肝胆外科会诊建议全身影像学检查，经皮细针穿刺。心身医学科会诊建议抗忧郁治疗。营养科会诊建议饮食治疗。

头颅增强 CT 无异常，胸腹部联合增强 CT 提示肺大泡，肺气肿，胰头实性占位性病变 2.2cm×3.2cm，造影后明显增强。骨 ECT 提示左髂骨异常放射集聚。经皮细针穿刺病理报告：胰头低分化腺癌。复查空腹血糖 11.2mmol/L，糖化血红蛋白 9.5%。大肠镜无异常。

根据新的检查结果，修正诊疗计划如下。

1. 全面的诊断及对应的处理

（1）胰头低分化腺癌伴左髂骨转移：免疫功能检查，相关基因检查，肿瘤科会诊。

（2）阻塞性黄疸：肝胆外科会诊。

（3）糖尿病：胰岛素治疗。

（4）肝功异常：禁用肝损药物。

（5）烟草依赖：戒烟教育。

（6）体重减轻：饮食治疗。

（7）忧郁状态：五羟色胺再摄取抑制剂。

（8）高血压 2 级很高危：钙拮抗剂 + ACEI，阿司匹林。

（9）高胆固醇血症：他汀。

（10）肺气肿伴肺大泡：肺功能测定。

2. 预防接种　暂无。

3. 健康维持　暂无。

胰腺癌是恶性全身性侵袭疾病。胰腺癌的发生发展、早期诊断和疗效控制受多方面因素制约。单一的、分裂的思维方式难以完全应对肿瘤的防治。胰腺癌的治疗应重视整体观念并注意环境、社会及精神等因素对肿瘤病人的影响。在保障病人生命安全与生存质量的前提下，实现肿瘤临床治疗近期缓解率与远期生存率的双赢。胰腺癌不仅仅是胰腺的损害，而是全身多系统损害。胰腺癌可引起糖尿病、营养不良等代谢疾病；肿瘤压迫梗阻引起黄疸、肝功能损害等肝胆疾病；肿瘤转移引起相应脏器的病变。

（二）专科临床整合

胰腺癌的治疗要涉及全科、肝胆外科、肿瘤科、放射科及营养科等。要从整合医学角度，对现有资源进行整合，个体化设计胰腺癌的最佳治疗方案。进行多学科整合，可最大限度地提高疗效并减少损伤。随着肿瘤基因研究的进展，临床对肿瘤的治疗越来越强调个体化治疗。肿瘤病人不能单靠肿瘤专科医生诊治。在发达国家，例如美国，肿瘤的治疗分出许多亚专科，技术非常高、精、尖，肿瘤的综合协调治疗由肿瘤内科医生（medical oncologist）担任。然而，肿瘤病人常常同时患有其他疾病，例如糖尿病、高血压、高脂血症、冠心病、慢性阻塞性肺病等，这些病也需要治疗。肿瘤病人的综合协调治疗需要全科医生参与才能实现。有关这方面的内容被称为全科肿瘤学（primary care oncology）。整合医学要求全科医生整合各专科的意见，为病人制订整合医学治疗方案。

（三）科学研究整合

胰腺癌是在自身抗癌免疫力降低和机体内环境紊乱的条件下，胰腺细胞在基因水平上恶性突变所致。现代医学对胰腺癌的治疗要求在基因表达稳态调控与生命系统整体调节两大层次上，激活和调动人体自主抗癌的生命潜能，加强人体抗癌的自愈能力。将胰腺癌相关科学研究在临床有效地整合利用、基础研究与临床诊疗结合、多学科交叉融合、基因分型检查及多靶点全方位治疗，可有效提高胰腺癌临床疗效。

（四）中医药整合

中医中药在胰腺癌治疗方面有自己的长处和优势。中医注重整体，扶正培本，与肿瘤专科配合能改善胰腺癌病人生存质量，提高生存率，延长病人生存时间。中西医结合模式已在胰腺癌治疗中取得了明显疗效，是整合医学的体现。中西医扬长避短，互为促进，有助于形成中国特色的肿瘤治疗模式。

（五）补充和替代医学整合

整合医学的目的是提高生命质量，减轻痛苦。对胰腺癌的治疗可能有帮助的补充和替代医学疗法有催眠术、氧疗、自然疗法等。胰腺癌病人可酌情考虑这些治疗。

第三章

连续性医疗

第一节　连续性医疗的概念

一、连续性医疗的定义

连续性医疗（continuity of care）是一个连续的医疗过程，在这个过程中，病人和医生团队合作，参与不间断的医疗保健，以达到高质量、低消费的医疗服务，提高病人全程的医疗质量。

二、连续性医疗的内涵

（一）固定的医患关系

传统而言，连续性医疗是病人与确定的医务人员建立的连续的医患关系。这种固定的医患关系使病人得到连续性的医疗保健。连续性医患关系的建立可以通过医患之间预约、长期随访实现。很多发达国家采取全科医生签约制，以法律的形式建立固定的医患关系。

（二）无缝的医疗服务

对置身于整合医疗体系的医务人员而言，连续性医疗是提供无缝的服务（seamless service）。这种无缝的服务是通过不同医务人员之间整合、协调及信息分享而实现。由于病人的医疗保健现在很少由一个人完成，必须发展多层面的连续性团队医疗服务。病人的连续性就医经验与病人的满意度相关。医疗服务的连续性不能单纯由病人的经验决定，而与一些重要的服务相关，这些服务包括病案管理（case management）和多学科团队工作（multidisciplinary team working）。就医务人员而言，关键是提高病人的服务质量。

（三）生命周期的全程医疗服务

人出生到死亡是一个连续性的生命周期过程。连续性医疗包含对每个生命周期的关照。一个病人从首诊开始，医生就应该提供负责任的连续性医疗服务。例如，结婚前作婚前检查，性卫生咨询，婚后作计划生育指导，怀孕作产前咨询，产后作育儿咨询……病人一旦死亡，应该参加病人葬礼并关照家人健康等。在现代医疗中，只有全科医生才能提供生命周期的全程医疗服务。

（四）全程医疗保健

病人从健康、疾病和康复各阶段均应得到连续性的医疗保健。在健康时候，做好一级预防，预防发病；在疾病前期，早期诊断、早期治疗，做好二级预防，防止疾病进度；在疾病后期，临床治疗并且康复期积极康复治疗，做好三级预防，提高生活质量。在现代医疗体系中，只有全科医生能够提供全程医疗保健。

（五）连续性医疗责任

理想的连续性医疗应该是病人得到连续性负责任的关照。这种连续性负责制不应该受时间和地点的限制。病人不论在何时何地，只要有医疗需求，连续性医疗提供者就应该满足病人的需求。在发达国家，全科医生可以实现这种连续性医疗责任制。

第二节　连续性医疗与全科医学的关系

一、全科医学是连续性医疗的载体

在现代医疗体系中，病人因健康问题进入医疗系统后，首先获得全科医生的连续性医疗服务。在连续性医疗的内涵中，每一项连续性医疗服务都牵涉全科医生。需要其他医务人员介入时，必须通过全科医生才能够获得无缝隙的连续服务。病人所获得的医疗服务由全科医生协调，并不会因转诊而中断或重复提供。在整个医疗服务的过程中，全科医学作为连续性医疗的载体，实施连续性医疗服务，进而优化卫生资源配置，降低医疗费用，减少急诊人次，降低住院率和再入院率，提高医疗服务质量及病人对医生以及医疗服务的满意度。美国家庭医生学院支持家庭医生在各种条件下向病人提供连续性医疗。这种连续性医疗可以是直接的，也可以是协调其他医务人员的医疗服务。

二、连续性是全科医生临床服务特点

全科医生的临床服务主要不是操作高、精、尖技术，而是向病人提供的连续性医疗保健。在长期连续性医疗服务中，全科医生获得了病人的信任，成为病人的朋友、有效的支持者和代言人。由于对病人长期提供连续性医疗，全科医生对病人的情况了如指掌，有能力早期发现健康问题，尽早实施临床预防，

降低医疗花费、提高医疗效益。全科医学担负病人的基本医疗保健。基本医疗保健的关键就是连续性。慢性病的管理是全科医学的重要服务内容。慢性病管理需要连续性医疗服务。例如，高血压诊断后，需检查评估，病人要预约复诊，全科医生总结检验检查报告；开始用药后，病人需复诊评估，血压是否控制，药物是否有效，是否需要调节剂量，动态调节治疗方案；血压控制达标后，要定期复查；高血压通常需要终生治疗，连续性医疗是控制高血压的关键。

三、连续性是全科医生建立医患关系的特点

全科医生与病人建立的医患关系是长期的、连续的。全科医生签约制是以法律文件的形式把病人和全科医生约定在连续性的医患关系中。即使不签约，全科医生的服务性质自然与病人产生连续性医患关系。连续性医疗扎根于全科医生与病人之间长期的医患伙伴关系中，全科医生从这种医患关系中比较容易了解病人的病史，并能迅速整合新的信息，不需大量检查或查阅大量医疗档案，有效地从全人的角度作出医疗决定。

第三节 连续性医疗提高医疗质量

一、医疗质量的定义

医疗质量（medical quality，health care quality）是指医疗服务的及时性、连续性、有效性、安全性、医疗工作效率以及病人的满意度等。医疗质量在不同的国家、地区、医疗机构及学科有不同的侧重点。连续性医疗是全科医疗质量的关键。

二、医疗质量要素与连续性医疗相关

（一）及时性

医疗服务的及时性指病人需要医疗服务时能很快获得所需的医疗服务。要保证医疗服务的及时性需要就近建立医疗服务点并保证医疗服务能够连续地提供。这种就近和连续的医疗服务在发达国家是依靠全科医生提供的基本医疗保健服务实现。急诊室也许能提供及时的服务，但仅限于急诊病例。对于人们常见的非急诊普通疾病，急诊室显然不是该去的地方，全科医生的连续性医疗服务才能满足广大病人的及时性医疗需求。

（二）连续性

医疗服务的连续性是指医务人员与病人建立连续的医患关系并提供连续无

缝的医疗服务。连续性是医疗质量的独立要素，也与医疗质量其他要素相关联。在发达国家，医疗体系是以全科为基础，医疗服务连续性非常明显。与此相反，中国全科医学服务体系尚未建立，绝大多数病人直接涌向医院找专科医生，实际得到的医疗服务是局部的、不连续的、低质量的医疗服务。

（三）有效性

医疗服务的有效性是指医疗服务能够达到预想的目的。现代人类面临的许多疾病并不是医疗服务能够治愈的，而是医疗服务可以控制的。当我们把控制作为预想的目的时，有效性就与连续性相关联。最新死因分析，80% 以上中国人死于慢性病。有效控制慢性病需要连续性医疗服务。

（四）安全性

医疗服务安全性是指医疗服务对病人不发生法律和法规允许范围以外的损害或死亡。对病人缺乏了解、没建立良好的医患关系、对病情不予追踪等是医疗误诊、医疗纠纷产生的根源。连续性医疗可以有效地解决这些问题，使医疗服务更有安全性。大量数据显示，医疗服务连续性可减低医疗投诉，提高医疗安全性。因此，医疗服务的连续性与医疗服务的安全性相关。

（五）医疗工作效率

医疗工作效率是指医疗服务效果与投入的比值。医疗服务效果越好，医疗投入越低，医疗工作效率就越高。全科医学连续性医疗服务是当今医疗投入低，效果好的医学服务模式。医疗服务连续性可提高医疗服务效果，降低医疗投入，从而有效提高医疗工作效率。

（六）病人满意度

病人满意度是指病人对医疗服务的期望与所经历的医疗服务进行比较形成的一种评价和情感反应。病人的满意度与医患关系直接相关。医疗服务的连续性首先要求医务人员与病人建立长期、持久、良好的医患关系，这种连续的医患关系可以有效地提高病人满意度。

三、医患关系与医疗质量

良好的医患关系可保证医疗服务的连续性，提高医疗质量，同时，医疗服务的连续性可促进医患关系。

（一）医患关系对医疗连续性的影响

医疗的连续性有赖于良好的医患关系。从患方而言，病人不会连续地找自己不喜欢的医生看病，只要有机会，病人一定去找自己喜欢的医生。从医方而言，医患关系不好，医生没有动力提供和协调连续性医疗。医患关系差，必然影响医疗连续性，甚至导致病人流失。

（二）医患关系对医疗安全性的影响

对医师而言，良好的医患关系有助于赢得病人的尊重与信任，病人自然不会投诉医生，这是医疗安全性的前提。对病人而言，良好的医患关系能够增进与医务人员的相互理解，更多地赢得医务人员的关心和重视，减少医疗失误。当医患关系紧张时，患方可能对医方谈话和诊疗措施进行录音或记录，一旦诊治中发生"意外"，就有了"证据"，可以起诉。在这样的紧张医患关系中，医疗安全性难以保证。

（三）医患关系对医疗有效性的影响

良好医患关系能够产生积极情绪、良好心理状态，在疾病的诊治过程中形成友好合作的气氛，有利于医务人员积极治疗病人，达到预期的治疗效果。同时也有利于病人机体调动一切自身的积极因素，尽快恢复健康。不良的情绪会导致病情恶化。作为病人应该知道，不良的医患关系会对自己造成不良影响，不利于疾病的诊治，影响医疗有效性。主动与医师建立良好的医患关系，对于提高医疗有效性有着重要的意义。

（四）医患关系对病人满意度的影响

显而易见，对病人满意度影响最大的就是医患关系。病人满意度是病人对医生的一种情感反应，当医患关系不良时，病人对医生的服务会产生负面的情感反应。由于医患关系问题，病人的病可能已经痊愈，但病人反而大骂医生。

第四节　连续性医疗体系的构建

一、全科医生及其团队

全科医生及其团队是医疗体系的守门人。发达国家，全科医生及其团队提供80%的医疗服务。多数病人可以由全科医生诊治并提供直接的连续性服务。如果需要转诊，由全科医生来决定病人的转诊。医疗保险与连续性医疗相结合，全科医生充当守门人角色，实现费用控制。

二、连续性服务医疗联合体

医疗联合体，简称医联体，是指在一定区域内，以一家综合实力较强的医院为核心，联合区域内其他医院、社区卫生服务中心、诊所等医疗机构组建成责任与利益共享的联合体，与辖区居民签约，全科首诊，逐级转诊。连续性服务医疗联合体是在医联体的基础上，建立、健全连续性医疗服务，通常由医疗保险机构牵头，如美国的健康维护组织（Health Maintenance Organization，HMO），及医疗责任组织（Accountable Care Organization，ACO）。连续性服务医联体内各合作单位遵循双向转诊。全科医生及基本医疗保健服务机构、辖区内的综合性医院以及专科医生或专科医院应根据辖区的卫生资源分布状况，签订连续性服务协议及转诊协议，明确双方的连续性医疗责任与义务，使得这些医疗机构处于一个联续性医疗服务协作体中。全科医生多点执业，社区的病人转入医院时，全科医生可以在医院查房，连续性关照病人，同时全科医生可以在医院请专科会诊。这样有效地弥补了全科医生在社区卫生服务机构或诊所设备差的弱点，大大提高了全科医生的综合竞争能力。医院在不增加人员开支的情况下，利用社区"兼职"医生为医院工作，同时扩大了自己的影响力，更有竞争优势。

病人进入连续性服务医疗联合体后可享受从全科到专科的完整的医疗服务，医联体内，资源共享，结果互认。对于病人的服务不是单纯地着眼于本次服务，而是从长远着想，督促诊疗规范、健康教育、预防保健等职能的实现。病人的"健康"是整个医联体的责任，全科医生协调医疗机构间的互动协作。

三、连续性医疗健康档案

医疗健康档案是连续性医疗的起点，全科医生一定要建立病人的医疗健康档案。健康档案的内容主要包括病人就诊当天的主诉、现病史、既往史、家族史、个人史、过敏史、预防接种史、以往主要疾病的就诊和治疗经过等。健康档案应该在病人首诊时建立，并持续为连续性医疗服务所用。医疗健康档案必须为临床服务，医生看病应该调出上次看病的病历档案，在此基础上，修改或添加本次看病的信息，慢性病保持在诊断中，药物调节也详细记录在病历档案中，保证病人的医疗健康信息简明准确地记录在病人的医疗健康档案中。必须指出，单纯为医疗健康档案建档率而建的，不为临床服务的"死档案"是人力的浪费，不属于连续性医疗的内容。建立和完善信息交流平台，构建全科医生基本医疗保健与医院的信息网络，实现医联体内病人信息共享。

四、连续性医疗保险政策

医疗保险机构与全科医生签约，保证全科医生连续性医疗服务的回报。医疗保险机构根据具体情况，开展按服务付费、按人头付费及按病种付费等多种支付方式，有效激励连续性医疗。医疗保险政策强调全科医生首诊制度及全科医生守门人角色。病人首先到全科就诊。当全科医生在社区卫生服务中心或诊所不能提供复杂医疗服务时，病人上转到医联体内的综合医院，待到康复期后再回到全科医生手中。病人不经转诊擅自到医院就诊则需自付费用，急诊例外。

五、连续性医疗质量考核

医疗保险机构（中国目前是卫生行政部门）要定期对连续性服务医联体

内各级医疗机构开展连续性服务的实施情况进行检查，在质量考核中要特别对转诊病例，医生规范行医行为及连续性档案记录等进行考核。在检查中要考核各级机构是否能按照连续性服务的标准为病人开展服务，特别是能否严格遵循转诊的流程和标准，是否对病人开展了连续性的照顾，病人是否因为医疗机构的原因造成了连续性服务的中断，各级医疗机构是否严格按照协作协议开展服务，全科首诊制的实施情况等。

六、连续性医疗转诊标准

在连续性服务医联体内，各级医疗机构应该明确各自职责，加强分工与协作，共同为病人的健康服务。全科病人上转的指征主要包括：需专科协助诊断不明的疾病；诊断明确需专科指导治疗的疾病；严重的传染性疾病或疑似病人；涉及重要部位、治疗危险性较高的疾病。下转病人，理论上，所有的住院病人出院时都应该交到全科医生手中。由全科医生负责跟踪、随访、康复和建立家庭病床提供进一步的服务等。

七、连续性医疗服务流程

病人有就医需求时，首先由全科医生进行初步诊断和治疗，建立医疗健康档案，给予健康指导。在治疗过程和康复期中提供健康咨询服务。如病情需要专科会诊，由全科医生开具转诊单和病情介绍，并与相应专科联系，说明病人的情况和已采取的一些治疗的情况，以便相应专科做好相应的接诊工作。同时，也告知病人到哪个专科就诊。对于一些本机构无法进行的检查，也可采取此流程与医联体内检验中心联系。在美国，专科医生在社区开有诊所，专科会诊可在社区完成也可到医院完成。中国的专科医生都在医院置业，专科会诊就是"上转上级医院"。

病人到达医院后，凭借全科医生转诊单到相关科室就诊。经全科医生转诊的病人，检查费和治疗费给予一定的优惠。同时，免除病人重复检查。病人在医院专科会诊治疗结束后，在全科和专科互联网支持的条件下，实现健康档案及电子病历一体化，专科医生可完善和更新病人的健康档案和电子病历记录。如果全科和专科健康档案及电子病历一体化暂时不能实现，专科医生写出详细的会诊意见发给全科医生或病人带回给全科医生，由全科医生完善和更新病人的健康档案和电子病历记录。

当病人病情需要住院时，全科医生直接填写入院申请单，如有必要，与连续服务医联体急救车联系，将病人转到上级医院。对转诊病人建立绿色通道，便于直接处理病人。在美国，全科医生可以到医院直接为病人提供连续性服务。如果全科医生不能去医院为病人提供住院临床服务，病人在综合医院住院过程中，全科医生应积极与医院的主治医生联系，了解病人的病情以及治疗方案和效果。病人住院结束后，由主治医生填写出院证，电话与全科医生联系，通知病人的情况以及继续治疗或观察的建议，预约就诊时间，将病人转回给全科医生。全科医生更新病人的健康档案，提供康复期医疗和随访及连续性基本医疗保健服务。

第五节　连续性医疗在全科临床中的应用

一、连续性病历记录

病历记录是连续性医疗的基础。没有连续性病历记录，连续性医疗无法实现。因此，全科医学把健康档案看得很重。连续性病历记录是一个连续的医疗档案（medical record）书写、整理过程。这个过程是全科医生及其团队人员的日常工作。连续性医疗记录要求病人首诊时，全科医生及其团队人员建立完整的健康档案，包括全面的慢性病诊断和健康问题诊断。病人第二次就诊时，调出病人的健康档案，重新评估病人的病情，更新病人健康档案。病人第三次就诊时，调出第二次就诊的档案，重新评估病人的病情，更新病人健康档案。以此类推，保证病人每次就诊，健康档案都在原有的基础上更新。这个动态过程就是连续性病历记录。连续性病历记录在电子病历系统（electronic medical record，EMR）条件下尤为方便、适用。当医生的病历记录只是潦草、碎片的笔记，甚至只有当次就诊的诊断，连续性医疗是不可能产生的。当健康档案只是作为任务完成，建立后即成为死档案，建立健康档案就失去了意义。

二、连续性基本医疗保健服务

基本医疗保健服务是由全科医生提供的连续性的医疗保健。基本医疗保健服务的连续性是全科医学的重要内容。比较形象地描述连续性基本医疗保健是用"家"的概念。每个人都有一个家。每个人也应该有一个医学的家。基本医疗保健就是给人们提供医学的家。全科医生（基本医疗保健医生）相当于这个家的家长。这种连续性医患关系从病人选择一个全科医生首诊开始，长期保持，直到临终关怀。这种基本医疗保健服务在发达国家已经成熟。中国的基本医疗保健服务体系正在建立的路途中。由于中国缺乏全科医生体制，广大群众没有连续性的基本医疗保健服务，他们一旦有病就涌向医院找专科，接受不连续的专科医疗。

三、连续性医患关系

全科医生必须与病人建立连续性医患关系，在此基础上充分运用临床能力可以提供高质量的服务，尤其在对慢性病的管理和治疗效果方面显得更为重要。全科医生要与病人建立固定的医患关系比较容易，因为其所接触的病人主要是固定的人群。然而，仅仅有这种空间距离优势并不一定能够建立好固定的医患关系。只有按照"以病人为中心"的服务宗旨，遵循全科医学建立连续性医患关系的原则，才能建立起一种可持续发展的固定医患关系。在发达国家，全科医生与病人建立的连续性医患关系普遍存在。全科医生成为病人的知情人和知心人。病人的健康决定，甚至一些生活决定多会征求自己的全科医生意见。专科医疗的重大决定，常常也会征求全科医生的意见。例如，一名80岁男性肺癌病人意识丧失送往医院，心脏停搏，医护人员立即实施心肺复苏，ICU 紧急气管插管，上呼吸机。家属要求积极抢救。病人的全科医生得知病人情况后，赶赴医院 ICU，出示了病人平时在连续性医疗记录中和全科医生签订的拒绝心肺复苏（do not resuscitate，DNR）的协议，全科医生可代表病人拔掉气管插管，解除呼吸机。

四、连续性临床思维

医生对病人的背景信息依赖得越少，就越需要依靠昂贵的实验室和大型仪器检查。反之，从病人对病史的叙述中许多疾病就可以得到诊断。对绝大多数慢性病病人，全科医生靠着对病人病情的详细了解，完全可作出诊断，只有少数病人需要依靠实验室和大型仪器检查。全科连续性临床思维就是强调病史询问和体格检查的重要性。全科医生主动与病人建立起良好的医患关系，成为病人的朋友，病人会对医生赋予深深的信任，主动报告帮助诊断的线索。连续性的服务使医生和病人保持长时间的接触，这个时间越长，医生对病人的了解就越详细。这种了解包括了生物性、社会性、心理性及灵性等各个层面，这种了解有助于医生对于功能性疾病和器质性疾病的早期症状和体征的识别和确定。连续性临床思维还体现在全科医生对病人的追踪随访上。全科医生第一次看病人后，总是会预约病人复诊，在动态的追踪随访中，作出全面、正确的诊断。

五、连续性慢性病管理

慢性病管理是一个连续的过程，在这个过程中，医患关系和健康教育特别重要。只有把医生和病人的积极性都调动起来，慢性病管理才可能成功。以高血压为例，调查显示，中国高血压病人血压控制不好主要有以下几方面原因。

（一）医患关系不固定

病人经常更换医生，没有医生能对某一病人保持连续性的服务和关怀照顾，使病人无法完成系统的治疗，医患之间缺乏信任和同情，医生认为只要为病人开了药，就完成了任务，缺乏对疾病治疗过程中的阶段性评估意识，很少对病人的健康状况进行复查。强调医患关系要固定，鼓励医患之间建立朋友式的关系，这是全科医生慢性病管理的优势。

（二）高血压知晓率低

知晓血压包括知晓过去的血压值；知晓不同血压值代表的意义；知晓血压值的变化趋势。中国高血压知晓率只有 30% 左右，同时，对高血压会给自己的健康和生活质量带来什么样的后果以及严重程度重视不够。只有通过健康教育才能改善高血压的知晓率。

（三）依从性差

很多病人不能按时服药或不按要求服药。改变药物剂型和服药方法对提高依从性有一定帮助，但提高依从性更为价廉物美的方法是对病人的健康教育。在连续性慢性病管理中，全科医生及其团队应该不间断地向病人提供健康教育。在发达国家，全科医生的电子病历软件多设计有病人教育资料库，全科医生在诊治过程中，可直接打印慢性病防治及自我管理的健康教育资料，亲手把个体化、针对性强的健康教育文件夹交到病人手中。

第四章

防治一体

第一节 防治一体的必要性

一、健康就是幸福

德国哲学家叔本华说过："健康的乞丐比有病的国王更幸福，我的幸福十分之九建立在健康的基础上，健康就是一切。"当一个人拥有财富的时候，他需要一个健康的身体来充分享受人生的快乐；当没有钱的时候，他更需要健康的身体，因为健康的身体是他唯一的本钱。从医学人文的角度，健康就是幸福。

二、亚健康和慢性病

中国原卫生部曾对10个城市的上班族进行了调查，发现处于亚健康状态的人占48％，其中沿海城市高于内地城市，脑力劳动者高于体力劳动者，中年人高于青年人。对亚健康状态的干预可减少疾病发生，促进健康。世界卫生组织宣布，慢性病是当今世界的头号杀手。大量被称为现代文明病的慢性疾病，对中国人构成巨大威胁。中国慢性病人数快速上升，成为中国人主要的致死原因。大多数情况下，慢性病可以通过医务人员指导，病人改变生活方式进行预防。大于80％的冠心病、90％的2型糖尿病、半数以上的癌症可以通过健康教育，改变生活方式进行干预预防。

三、预防是最好的治疗

据世界卫生组织50多个国家医学专家的研究发现，对各种疾病最好的治疗是预防。因为，很多病到了晚期治疗效果很差。任何高科技都不可能使病人恢复到得病以前的状态。所以，最好的医生是不让病人得病的医生。中医学同样强调"上医治未病"。任何疾病只要预防在先，发病的概率就会很低，甚至可以完全化解和避免。疾病一旦发生，人体平衡就会打破，治疗成本肯定会远远大于预防成本，有些疾病还会迅速恶化和危及生命。一般预算，花1元钱保健可以节省8元钱治病。所以说预防胜于治疗，健康在于预防。

然而，目前的就医模式主要还是得了病才找医生。医生已经失去了预防保健的功能。医生治疗的病人常常是疾病晚期、治疗效果差、花费昂贵的病人。医疗卫生行业必须建立防治一体的服务体系，因为医学的最终目的是让人类更健康、更长寿。

四、防治一体提高预防效率

人体是一个有机体。健康、亚健康、疾病是一个动态过程。治疗的同时开展预防可有效地预防许多疾病。特别是临床预防，治疗的同时进行预防，由一个医生完成，可避免不必要的遗漏，预防措施更为及时。相反，如果治疗与预防分离，容易造成应该采取的预防措施遗漏、拖延。例如，全科医生发现病人乙肝表面抗原和表面抗体都为阴性，应该注射乙肝疫苗。在发达国家，全科医生自己马上就可以给病人注射乙肝疫苗。这种接种率可达近100%。相反，如果接种疫苗由其他人完成，例如在中国，公卫医生门诊处方后再注射，病人常常因各种原因耽误，接种率大为降低。

五、防治一体节约人力资源

防治一体的另一个优势是节约人力资源。全科医生在治疗的同时进行临床预防，常见疫苗注射，把预防与治疗有机地结合，有效地节约了人力资源。如果治疗与预防分离，不得不配备治疗和预防两套人马。由于两套人马不一定能很好地协调，重复性工作屡见不鲜，工作效率反而降低。

第二节　防治一体与全科医学的关系

一、预防是全科医生的日常工作

全科医学把预防医学看成自己的一部分，强调预防疾病。全科医生对病人的预防接种负责，病人平时就诊应该经常核对预防接种情况，及时预防接种，更新病人的预防接种记录。全科医生还对病人的健康维持负责，开展常规筛查，预防严重疾病，例如，乳腺癌、肠癌筛查等。全科医生可通过健康教育改变病人的不良生活习惯，预防疾病，例如，戒烟教育，戒酒教育等。全科医生把个人及其家庭的每一次接触看成提供预防保健服务的良机，把预防保健服务看成日常医疗实践活动的重要组成部分。因此，预防是全科医生的日常工作。

二、未分化病是全科医学关注的重点

现代医学证实，疾病的发展都有顺逆转变的规律，正确的预测到疾病的发展能够及时阻断疾病的加重或转变。国际全科医学学术界提出了未分化病（undifferentiated illness）的概念。未分化病是指疾病早期，难以辨别是何种疾病。全科医生的工作就是要在疾病早期介入，尽早明确诊断，防止疾病进展。未分化病是全科医学关注的重点。对未分化病的治疗是一种有效的临床预防，这与公共卫生的预防侧重点不一样。医疗界最新提出"关卡前移，重心下沉"，很大程度上，就是对未分化病的处理。这需要大力发展全科医学服务才能实现。"关卡前移，重心下沉，没有全科，绝不可能。"

中国目前有中医全科设置及中医全科住院医生规范化培训。对未分化病的治疗理念，中国医学最早提出。"上医治未病"最早源自于《黄帝内经》所说："上工治未病，不治已病，此之谓也"。"治"，为治理管理的意思。"治未病"即采取相应的措施，治理管理病人，防止疾病的发生发展。其在中医中的主要思想是未病先防和既病防变。未病先防重在于养生。既病防变，顾名思义，已经生病了就要及时的治疗，要能够预测到疾病可能的发展方向，以防止疾病的进一步进展。中医学在很多理念方面与全科医学相符合。对未分化病的治疗，西医全科和中医全科理念是一致的。

三、防治一体是全科医学的优势

全科医学的临床预防优势非常显著。全科医生与病人接触频繁，提供预防服务的机会较多。在长期的医患关系中，全科医生充分了解病人的健康观念及生活习惯，有利于帮助病人改变不良行为和生活方式。全科医师把病人看成整体，能全面评价健康危险因素，制定适当的预防计划。全科医生预防观念强，善于发现早期健康问题，采取临床预防措施。全科医生的工作性质决定了自己能协调公共卫生和临床预防服务。许多常见病、多发病的防治工作依靠全科医生具体实施。

四、防治一体是全科医生的行医模式

全科医生在治疗的同时进行预防，这种行医模式使全科医生成为防治一体的临床家。在长期的防治一体行医实践中，全科医生练就了一整套治疗与预防相结合的技能，他们能够守护病人的健康、治疗病人的病痛、提高病人的生命质量。在发达国家，基本医疗和基本公共卫生是合二为一的，由全科医生完成。全科医生以整体健康维护与健康促进为方向，提供长期负责的照顾，并在工作中将预防、医疗、康复和健康促进有机结合为一体。

第三节 临床预防

一、临床预防的概念

临床预防服务（clinical preventive service）是指由医务人员在临床场所对无症状（asymptomatic）和健康（healthy）的病人的健康危险因素进行评价，实施个性化的预防干预措施来预防疾病和促进健康。临床预防服务弥合了预防医学和临床医学的裂痕。

无症状和健康并非指病人目前没有任何主诉，而是针对某些严重威胁生命的特定疾病而言目前没有相应的症状和体征。比如，有的病人因失眠来找医生开安眠药，或感冒头痛来找医生开感冒药。这要求医生在处理目前疾病的同时，着眼于病人将来的健康问题。

临床预防服务通常由全科医生提供。全科医生的诊室是常见的临床预防场所。健康教育要以病人为导向，以全科医生及其领导的健康教育师为主体，实现个体化、人性化的服务。全科医生的治疗必须与预防相结合。

二、临床预防的分级

（一）一级预防

一级预防（primary prevention）亦称为病因预防，是针对致病因素的预防措施，这一阶段疾病并未发生，但某些危险因素已经存在，是最积极、最有效的根本性预防措施，目的是控制和消除疾病的危险因素，预防疾病的发生，提高健康水平。一级预防通常分环境预防和机体预防。公共卫生偏重环境预防，全科医学偏重机体预防。机体预防包括增进健康的自我保健和特殊保护的预防服务。

以下是全科常见的一级预防措施：

1. 健康教育　对病人宣讲医学科普知识，帮助病人防病治病。
2. 预防接种　计划免疫及特殊预防接种。
3. 生活调节　合理营养、适量运动及良好的社会心理状态。
4. 特殊人群保健　比如妇女、儿童保健，老年人保健。
5. 高危人群保护　创造良好的劳动条件和生活环境，倡导执行职业及生活环境卫生标准。对特殊高危人群采用化学预防。

（二）二级预防

二级预防（secondary prevention）又称为临床前期预防（或症候前期预

防），即在疾病的临床前期作好早期发现、早期诊断、早期治疗的"三早"预防措施。防止疾病进展，避免或减少并发症、后遗症和残疾等。全科医生在疾病的临床前期进行筛查或体检尤为重要。

以下是全科常见的二级预防措施：

1. 疾病筛查 在人群中应用的一种方法，可发现可能存在的疾病，该疾病尚处于无症状和体征的未分化状态。筛查常常采用简单、便宜的方法，发现人群中少见的病例，例如宫颈癌的筛查。

2. 健康体检 健康体检是以健康为中心的身体检查，通常一年一次。健康体检是全科医生的工作，针对不同的人，有的放矢，检查项目个体化，经济实用，反对盲目检查。

3. 早期诊断 在没有症状或刚刚有病状的初期进行的诊断为早期诊断。对未分化（undifferentiated）病的早期诊断是全科医生的责任。在美国，全科医生被称为"诊断家（diagnostician）"。

4. 早期治疗 疾病早期进行治疗，阻止疾病进展，减少并发症。早期治疗的前提是早期诊断。全科医生不但要有能力早期诊断，把未分化病诊断出来，还要有能力治疗未分化病。

（三）三级预防

三级预防（tertiary prevention）又称临床期预防或后期预防。是对疾病进入后期阶段的预防措施，此时机体对疾病已失去调节代偿能力，采取治疗措施防止疾病恶化，预防并发症和病残。这级预防主要是借助各种临床治疗方法有效地治疗病人，使其早日康复。对少数并发症和残疾者，通过家庭护理、功能康复、心理康复、社会服务等手段来提高生命质量并延长寿命。

以下是全科常见的三级预防措施：

1. 规范治疗 遵循指南，合理用药，使疾病得到最佳治疗效果，可减少疾病造成的损害。

2. 提高依从性 主要是病人遵医行为的管理。全科医生是直接管理病人的医生，全科医生与病人良好的医患关系及连续性医疗的服务模式是提高病人依从性的关键。

3. 康复 全科医生积极参与康复治疗、康复训练和康复咨询有助于病人早日恢复。

4. 支持性医疗和护理 为病人提供假肢、矫正器、轮椅等可提高病人生命质量。

5. 并发症治疗 并发症的抢救和处理可减轻疾病的损害。

6. 临终关怀 疾病晚期，病人临终，全科医生应该提供临终关怀。这是人道主义的表现，可提高病人的生命质量。

第四节 守 门 人

守门人（gatekeeper）是一种比喻，意思是某人掌握了某种事物的准入权（controls access to something）。

一、健康守门人

（一）谁是健康守门人

虽然许多书本称全科医生是健康守门人（gatekeeper of health），但这种提法并不妥当。实际上，最关心病人健康的是病人自己，最能控制破坏健康的因素也是病人自己。例如，抽烟是健康的破坏因素，全科医生有责任劝病人戒烟，但决定权在病人手中。每个人的生活习惯、对疾病的预防意识、对健康的重视程度、文化背景、职业范围、宗教信仰等影响健康的因素主要是由病人本人掌控的。从这个角度而言，健康守门人就是病人自己。

（二）健康守门人的培育

要使人群健康，必须调动人群内部每个人的主观能动性，促使他们成为自己健康的守门人。全科医生有责任通过个人健康教育、社区健康宣讲及健康科普媒体等方法，做好这项工作。全科医生应该强调把健康长寿的使命交给病人自己，建立一套适合病人自身健康状况的科学保健方法，以达到祛病健康、推迟衰老和延年益寿的目的。

（三）健康守门人的作用

1. 预防因不良生活方式而导致的疾病 影响人类健康与寿命的因素很多，诸如遗传、社会、精神、心理、自然环境、经济、文化、医疗、生活方式等。现代研究认为，影响人们健康的慢性病，如高血压、高脂血症、冠心病、糖尿病、恶性肿瘤等，与心理、社会及生活方式相关。生活方式是影响健康和生命质量的重要因素，如吸烟、酗酒、膳食不合理、肥胖、不运动、紧张等是重要致病因素。这些致病因素可以通过健康教育和自我保健调整。一旦这些致病因素得到纠正，发病率及死亡率即可显著下降。

2. 病人配合医生控制慢性疾病 现代人类的第一死亡原因是慢性病。这些慢性病往往都需要终生治疗，包括药物治疗及非药物治疗，必须通过病人的配合才能实现。特别是非药物治疗，病人起决定性作用。如糖尿病需要饮食控制加运动锻炼，高血压病要求低盐，高脂血症要低脂膳食，慢阻肺要戒烟，肥胖者要减肥。这些内容医生说起来很简单，但真正做起来就不那么容易了。只有病人自己配合，这些有效的治疗才能完成。全科医生要有意识地培育病人的自我保健，才能达到防治慢性病的目标。自我保健可以起到药物和医疗技术所不能起到的作用。

　　3. 逆转人体亚健康和防止英年早逝　亚健康即界于健康与疾病两者之间的过渡状态。这种人往往有些轻微头晕、头痛、疲乏、健忘、失眠、食欲缺乏、心悸、胸闷、憋气、烦躁等，但经医生检查又无明显器质性疾病。此时若能加强自我保健，改变一些不健康的生活方式，即可由亚健康向健康转化；反之，仍我行我素，不注意保护自己的健康，就可能由亚健康向疾病转化，甚至英年早逝。由于不注意自我保健，而过早逝世的现象屡见不鲜。如果这些人有较高的自我保健意识，科学地安排好自己的工作与生活；当身体不适时尽早检查，早期诊断、早期治疗，就不至于贻误病机，造成严重后果。

　　世界卫生组织研究长寿的专家指出："人类的健康长寿，60%取决于自己（主要是指科学的自我保健、正确的自我防治），遗传因素占15%，社会因素占10%，医疗条件占8%，气候环境占7%。"可见生命主要掌握在病人自己的手中，健康长寿之路，要靠病人自己走。有人预测，当每个人能够担当起自己健康的守门人，可以使1/3的疾病得以预防；1/3的疾病得以早期发现、早期治疗；1/3的疾病得以正确诊治而减轻病痛和延长寿命。

二、医疗系统守门人

（一）谁是医疗系统守门人

　　医疗系统守门人（gatekeeper of health care system）是医疗系统的首诊医生（the patient's first contact with the health care system）和医疗的协调者（coordinator of health care），需要时，有权介绍（referral）专科、医院、特殊治疗等其他医疗服务。在发达国家，医疗系统守门人就是全科医生，也称为基本医疗保健医生（primary care physician）。

（二）医疗系统守门人的作用

　　1. 守门人制度　守门人制度指享受公费医疗或者社会医疗保险的病人必须接受全科医生首诊制，在全科医生不能诊治的情况下，全科医生开介绍信后，才能去专科或医院就诊。守门人制度是发达国家医疗结构中普遍存在的制度，这种制度避免了民众盲目涌向医院的弊端，促使医疗资源合理应用。

　　2. 控制费用　医疗系统守门人的初始意义是政府、保险公司或付费机构在给居民、参保人支付保险费用时，由全科医生对居民或参保人的就医行为和费用进行"把关"，目标是为了控制费用。

　　3. 协调医疗　全科医生对普通疾病有诊疗能力，但少数病人需要其他专科或医院等参与病人的医疗。由于现代医疗是一个复杂的系统，一个病人的医疗可能牵涉多个医疗服务，这就需要协调，全科医生作为医疗系统守门人扮演协调者的角色。

4. 健康管理　健康水平提高，疾病减少，医疗费用支付也减少，因此，应该进行有计划的健康服务，从而产生了"健康管理"的理念。健康管理是对个人的健康危险因素进行全面管理的过程，是调动个人积极性，促使其成为自己健康守门人的方法。在发达国家，健康管理者就是全科医生。在中国，由于全科医生体系未完善，健康管理服务常由健康管理专人来提供。

5. 健康代理　健康代理是健康管理服务内容的拓展。随着健康管理服务内容的深入，人们对全科医生的依赖也日益增强，健康管理服务内容不断拓展，从原来的健康咨询、健康教育，扩展到具体的服务联系，如预约专科、联系医院、安排检查、开具证明等与健康相关的全事宜服务。

（三）医疗系统守门人制度的构建

1. 全科医生签约制　医疗系统守门人是全科医生。全科医师对人群的签约管理，各国根据医疗付费制度的不同而有所不同。医疗付费制度主要分为三种，一种是国家卫生服务制度，是政府对全民基本医疗保健的免费提供，也叫全民医保；二是社会医疗保险制度，是指按照保险原则为解决居民防病治病问题而筹集、分配和使用医疗保险基金的制度；三是商业保险制度，是指通过订立保险合同运营，以营利为目的的保险制度。国家卫生服务制度一般强制性要求居民必须先签约一个全科医师才能进入政府医疗付费制度。社会医疗保险制度一般鼓励参保人签约一个全科医生，可给予签约的参保人一定的报销优惠。商业保险制度一般不要求在全科医师那里签约，但鼓励投保人选择一个全科医生。

2. 全科医生首诊制　在发达国家，如果不是急诊，没有全科医生的转诊介绍信（referral），病人不能直接去看专科及医院就诊。建立首诊制的方式有两种，一是政府的强制性规定，二是医疗保险政策导向。实施国家卫生服务制度的国家，如英国、丹麦、意大利等，政府强制性规定全科医生首诊制。也就是说，不经全科医生首诊，根本不能进入政府的公费医疗系统。多数发达国家采用医疗保险政策导向，经济性支持全科医生首诊制。

3. 经济杠杆作用　医疗系统守门人制度的构建需要经济杠杆作用。国际上对全科医生守门人经济支持的机制有以下几种：①免费机制：实施国家卫生服务制度的国家，一般采用全民免费的方式，要求病人必须签约一名全科医师，由全科医师提供基本医疗保健服务，通过全科医师转诊介绍才能接受其他医疗机构或专科的服务。②补偿机制：只有在全科医生那里首诊的病人才能获得医疗保险的费用补偿，只有获得全科医生转诊介绍才能报销专科及医院的服务。如果没有在全科医生那里首诊或没有得到全科医生的转诊介绍就到专科医生那里就诊，必须自己承担高额的医疗费，自费比例可高达70%～100%。而且，专科医师也可以向未经过全科医生转诊的病人收取额外的就诊费。③罚款机制：如果病人在首诊建档案后的一段时间内，例如12 个月内，没有去全科医师那里就诊或咨询，甚至未经全科医师同意去其他医疗机构或专科医师那里就诊，则需缴纳一定数量的罚款才能维持医疗保险。

4. 全科医生人力资源 全科医生人力资源是医疗系统守门人制度的基础。全科医生人力资源短缺是完善全科医生守门人制度所面临的主要问题。中国由于全科医生严重短缺，大量病人被迫涌入医院就诊，医疗系统守门人制度无法实现。针对这一情况，中国开始加大全科医生的培养力度，并开始探索组建全科医生团队，或与相关医疗机构建立上下互动的机制来完善全科医生制度，力图在 2020 年初步构建全科医生守门人制度。

第五节 防治一体在全科临床中的应用

一、临床诊疗计划贯穿预防的理念

全科医生对每一个病人的诊治除了解决当前的问题，还必须站在预防的高度，提出预防措施，维护病人的总体健康。防治一体必须贯穿于全科医生的日常临床工作中。为了强调防治一体的全科临床服务，以下举例全科医生每天面临的防治一体临床案例。

病例 1：男，60 岁，退休干部。发现血糖升高 3 + 年，长期服用阿卡波糖。既往史：高血压病史 5 年，最高血压 170/90mmHg，长期服用硝苯地平。个人史：吸烟 1 包/天，30 年。查体：血压 150/88mmHg，心率 70 次/分，心肺及腹部无特殊，下肢不肿。辅助检查：空腹血糖 8mmol/l，餐后 2 小时血糖13mmol/l，糖化血红蛋白 8%，甘油三酯 2.3mmol/l，胆固醇 5.6mmol/l，LDL-C 3.6mmol/l，肝肾功正常。

防治一体的诊疗计划如下：

1. 全面的诊断及对应的处理

（1）2 型糖尿病：加二甲双胍，眼底检查、尿微量白蛋白。

解读：空腹血糖 8mmol/l，餐后 2 小时血糖 13mmol/l，糖化血红蛋白 8%提示血糖控制不达标，加二甲双胍。二甲双胍是指南推荐首选药，且可降低心血管风险。预防糖尿病常见的并发症是全科医生的责任。眼底检查每 1～2 年1 次，筛查糖尿病视网膜病，尿微量白蛋白检查每 3～6 月 1 次，筛查早期糖尿病肾病。

（2）高血压病 2 级很高危：加贝那普利，心电图检查，心脏彩色多普勒超声检查，颈部动脉彩色多普勒超声检查。

解读：最高血压 170/90mmHg，可诊断高血压 2 级。高血压不论多少级，只要并发糖尿病，危险分层为很高危。当前血压 150/88mmHg，血压不达标，加贝那普利。贝那普利属于 ACEI 类降压药。ACEI 是糖尿病合并高血压的首选降压药，且可预防糖尿病肾病。高血压合并糖尿病更易产生并发症。预防这些并发症是全科医生的责任。心电图及心脏彩色多普勒超声，筛查高血压性心脏病，颈部血管彩色多普勒超声筛查高血压及糖尿病所致大血管病变。

（3）高脂血症：加用他汀类药物。

解读：糖尿病伴高血压，LDL-C 应控制在 1.8mmol/l 以下，加用他汀类药物可降低心血管风险。

（4）烟草依赖：戒烟教育。

解读：抽烟是高血压和糖尿病病人的独立危险因素。高血压和糖尿病病人应该戒烟。戒烟的第一步是戒烟教育。

2. 预防接种 注射肺炎疫苗。

解读：60 岁糖尿病病人，免疫力减低，应注射肺炎疫苗预防肺炎。

3. 健康维持 加阿司匹林，骨密度检查，大肠镜检查，胸部 X 线平片检查。

解读：高血压合并糖尿病，阿司匹林是临床一级预防卒中及心肌梗死的首选药，60 岁以上应做骨密度检查，每两年一次，筛查骨质疏松，50 岁以上应作大肠镜检查，每 10 年 1 次，筛查肠癌。55~74 岁，吸烟至少 30 包年，是肺癌的高危人群，应该做肺癌的筛查。胸部 X 线平片检查是肺癌筛查的简便方法。

病例 2：女，22 岁，未婚，教师。体检发现轻型地中海贫血，无任何症状。

轻型地中海贫血一般不需要治疗。全科医生应该问病人是否有男朋友，如果病人回答有，全科医生应要求病人带她的男朋友来验血筛查有无地中海贫血或地中海贫血基因携带，因为，夫妇双方若同为轻型地中海贫血或地中海贫血基因携带者，怀孕以后，对子代的遗传概率是：1/4 为正常胎儿，1/2 为轻型地中海贫血，1/4 为重型地中海贫血，甚至胎死腹中。

病例 3：女，40 岁，工人。血检查发现 HBsAg（+），HBsAb（-），HBeAg（+），HBV-DNA 1×10^3 copies/ml，肝功能正常，诊断为乙肝携带者。

全科医生应该要求病人家人检查乙肝表面标记物，如果乙肝表面抗原阴性，表面抗体阴性，应该打乙肝疫苗。还应该要求病人作宫颈涂片和乳房钼靶照片，筛查宫颈癌和乳腺癌。

病例 4：女，47 岁，公务员。月经正常，单位体检中行骨密度检提示腰椎 T 值-2.0。否认吸烟饮酒史。病人目前无任何症状。诊断：骨密度减低。

全科医生的处理包括：钙补充（如钙尔奇），维生素 D 补充（如阿法骨化醇），定期检测血钙及尿钙水平，富含钙、低盐和适量蛋白质的均衡膳食，适当户外活动及日照，避免饮酒及吸烟、慎用影响骨代谢的药物，采取防止跌倒的各项措施。

二、健康咨询服务

健康咨询服务（health concealing service）是发达国家全科医生的重要工作之一。病人就医的目的是得到医生的开导（concealing），而不是药（medication）。医生分析求医者的健康危险因素，与求医者共同制订计划，促使他们采纳有益于健康的行为和生活方式，消除或减轻影响健康的危险因素，预防疾病、促进健康。以下举例描述健康咨询服务。

病例：40 岁女工带她的 16 岁儿子找全科医生咨询。因儿子手淫被母亲发现，母亲反复骂儿子，仍然不管用。全科医生应该进行以下辅导。

手淫科学术语叫"自慰"，是靠自己的能力来满足自己对性的要求，并从性方面获得快感和慰藉，是正常的生理现象。自慰绝对不是一种罪恶的行为，以往认为手淫有害论的观点，现在已经逐渐地被淡化了。实际情况是，适度的自慰不会对身体造成任何伤害，善加利用还可以有助于焕发出更大的生活热情和精力。所以，自慰本身无害，一定要顺其自然，不要有心理压力，以免事后产生内疚、自责等情绪，并容易因对自慰误解导致的恐惧，而出现许多"想象出来的"疾病，或者将自身的疾病与手淫牵强附会地联系在一起。

对于存在自慰行为者不宜指责，更不能采用夸大、恐吓的办法，否则会加重他们的思想负担。父母发现子女自慰应当回避。只有自慰过度频繁，并扰乱了正常的工作和学习，在自我矫治难以达到理想效果的情况下，才应该接受必要的医学咨询和辅助治疗。

对过度频繁的自慰，可以采取必要的预防。对青春期青少年应该以心理疏导及性教育为主，培养广泛的爱好和兴趣，减少不良的性刺激来控制自慰意念，使注意力从自慰转向到健康的日常生活和社会活动中。注意生活调节，避免穿着紧身衣裤，按时睡眠，晚餐不宜过饱，睡眠时被褥不要过暖过重，睡眠不宜仰卧和俯卧，晚餐避免刺激性饮食。养成良好的卫生习惯，消除局部不适，有助于减少不良刺激诱发的自慰冲动。

健康咨询服务一般 15 ~ 25 分钟，是个体化的健康教育服务。在发达国家，健康咨询服务计入门诊量，按医生门诊服务收费，例如，美国门诊挂号费和健康咨询服务都是 60 美元。医疗保险机构要求全科医生的门诊挂号包括一定数量的健康咨询服务。

三、预防性筛检

预防性筛查（preventive screening）指运用快速、简便的体格检查或实验室检查以及危险因素监测与评估等手段，在健康人群中发现未被识别的病人或有健康缺陷的人。目前全科临床工作中的预防性筛检主要有两种形式。

（一）健康体检

一般1年1次，全科医生对管理的人群进行常规的身体检查，通常包括体格检查，三大常规，血生化常规，心电图，胸片等常规项目检查。针对不同的高危人群，增加不同的辅助检查项目。虽然，健康体检是否让病人获益学术界存在争议，但发达国家多数推荐1年1次的健康体检（yearly checkup）。

（二）诊室筛查

病人因各种主诉来到诊室，除解决病人的当前问题外，还要对病人进行必要的预防性筛查。全科常见的诊室筛查如下。

1. 心血管病筛查

（1）高血压筛查：血压测定，建议18岁以上的成年人，既往血压小于130/85mmHg，每2年测血压1次；血压在130～139/85～89mmHg之间，每年应测血压1次；高危人群应该6个月至少测血压1次；大于或等于140/90mmHg并确诊为高血压后则应纳入规范化管理。

（2）高脂血症筛查：血脂测定，建议35～65岁的男性和45～65岁的女性定期测定血脂全套，一般一年一次。对于有不良生活习惯者年龄要适当放宽。已经确诊高脂血症的病人应纳入规范化管理。

（3）冠心病筛查：冠心病不一定有典型症状，一些非典型症状如腹部不适、恶心、牙痛、颈痛等，容易跟其他疾病混淆，导致漏诊、误诊，甚至可能因急性心肌梗死发作导致猝死。所以，如果有高血压、高血脂、肥胖、冠心病阳性家族史等冠心病危险因素者应进行冠心病筛查。全科医生常用的筛查手段是心电图（ECG）及运动心电图（Stress Test）。

2. 肿瘤筛查

（1）宫颈癌筛查：宫颈涂片应21岁开始，21岁前不要做，21～29岁的妇女应作宫颈刮片每3年1次，此年龄段，人类乳头状病毒检查只用于宫颈刮片阳性的妇女。30～65岁应做宫颈刮片＋人类乳头状病毒检查每5年1次，也可每3年1次。65岁以上妇女，过去宫颈癌筛查正常者，不做宫颈癌筛查。有严重宫颈癌前病变者，应继续宫颈癌筛查。子宫和宫颈切除的妇女，不做宫颈癌筛查。接种人类乳头状病毒疫苗者，应常规作宫颈癌筛查。由于病史，有些妇女可能需要不同的宫颈癌筛查方法。

（2）乳腺癌筛查：乳房钼靶摄影（有的国家采用乳房彩超），妇女推荐40

岁开始，每年 1 次，只要健康，连续进行。临床乳房检查，20～39 岁妇女，每 3 年 1 次，40 岁以上妇女，每年 1 次。教育妇女应该知道自己的乳房正常外观和感觉，并且能即时向医生报告乳房的变化，自我乳房检查从 20 岁开始。由于家族史，遗传倾向或其他因素，少数妇女除乳房钼靶摄影外应该用磁共振筛查（2% 以下的妇女）。更早年龄额外检查视具体病史而定。

（3）结肠直肠癌筛查：50 岁以上，男女都应做以下检查之一。乙状结肠镜每 5 年 1 次或结肠镜每 10 年 1 次或双对比钡剂灌肠检查每 5 年 1 次或 CT 结肠显像每 5 年 1 次。这些检查可发现息肉和癌症，如果病人不愿做这些检查，可选测大便潜血检查或大便免疫化学检查或大便 DNA 检查每年 1 次，如果阳性，应做结肠镜。鼓励多次大便家庭取样检查，如果阳性，应做结肠镜。由于个人史和家族史，有些人应作不同的筛查。

（4）肺癌筛查：一般不推荐对普通人群作肺癌筛查，但是，对吸烟的高危人群应做筛查。如果满足下列标准，应该做肺癌筛查：55～74 岁，一般健康，吸烟至少 30 包年，并且继续吸烟或 15 年内戒烟（吸烟包年数＝每日吸烟支数/20 支×吸烟年数）。筛查可选用胸片或胸部 CT。

（三）骨质疏松筛查

美国国立骨质疏松基金会（National Osteoporosis Foundation，NOF）指南建议，绝经后妇女和 50 岁以上的男性，具有一项危险因素时应该进行骨质疏松症筛查。美国风湿病学院（American College of Rheumatology，ACR）建议，每日使用 5mg 的泼尼松、计划将持续使用 3 个月及以上的病人均需要进行骨密度检测。这就说明具备某些单一危险因素者也应该进行骨质疏松症的筛查。推荐的筛查方法是采用双能 X 线吸收骨密度检查（DEXA）。骨超声检测骨密度尚未被国际推荐。

（四）糖尿病预防筛查

根据中国糖尿病防治指南糖尿病风险评估表，25 分以上者应作糖尿病筛查，推荐筛查方法是糖耐量实验（OGTT）。由于风险评估表应用并不普及，全科医生也可凭经验对以下高危人群行糖尿病筛查：有过血糖不正常病史或糖尿病家族史或妊娠糖尿病史；年龄超过 40 岁；肥胖特别是腹型肥胖（男性腰围≥90 厘米、女性腰围≥85 厘米）；高血压或高脂血症；心脑血管疾病；多囊卵巢综合征；有大量类固醇用药史等。

第五章

以病人为中心

第一节　以病人为中心的医疗概念

一、狭义的以病人为中心的医疗

以病人为中心的医疗（patient-centered care）原意主要是指尊重病人及家属的意愿，让病人及家属积极参与医疗方案的设计及个人治疗方案的决定。美国医学研究所（Institute of Medicine，IOM）对以病人为中心的医疗定义是"尊重和回应每个病人的偏好、需要和价值，提供医疗服务，保证病人的价值指导所有的临床决定。"

以病人为中心的医疗也是健康代言的延伸，除了更安全的医疗体制外，病人在医疗方案设计方面更多的涉入尤为重要。病人的价值观有差异，生命意义不尽相同，医务人员不可能知道什么对病人生活质量最重要。真正的以病人为中心的医疗没有病人在医疗设计和实施的各层面的积极参与是不可能实现的。

二、广义的以病人为中心的医疗

以病人为中心的医疗并非只有一个定义。广义的以病人为中心的医疗包含多方面的内容，包括尊重病人的价值观，把病人放在医疗的中心；考虑病人的偏好和需求；协调和整合医疗；与病人一起工作，保证良好的沟通、信息交流和健康教育；保证病人身体舒适与安全；情绪安慰；家庭与朋友参与；医疗的连续性；病人需要时能够得到适宜的医疗。

以病人为中心的医疗强调把病人放在一切相关事物的中心，在想问题和做事情时把病人的需要放在第一位，不仅仅限于诊疗计划的制订，还包括接诊和医患关系。潜在的哲学思想（underlying philosophy）是与病人一起做事（doing things with patients），而不是针对病人做事（doing things to patients），关键是让病人满意。

第二节 以病人为中心的医疗的历史

一、医疗以人为中心的理念提出

希波克拉底有句名言"了解你的病人是什么样的人，比了解他们患了什么病要重要得多。"可以认为，医疗以人为中心的理念最早由古希腊医学之父希波克拉底提出。医疗服务的对象是人。因此，人的生活特征、社会环境与思想意识决定了医疗服务的行为与方式。医疗服务有其特殊的自然属性与社会属性，这奠定了医疗服务模式的基础。随着医疗服务的自然属性与社会属性的变化，例如健康状况和疾病谱的改变，新的理念，新的认识，不断改变着医疗服务的行为与方式。

整体医学观点认为人是一个具有生物、心理、社会和灵魂的综合体。医疗服务如果只停留在"救死扶伤"，那么人类医学和动物医学就没有差别。新的理念与新的认识不断地推动着医疗服务行为与方式的变革与发展。1910 年，T. Flexner 提出，医疗服务不应当只是个体疾病治疗，而应该是以人为中心，面向人类社会和预防。

二、以病人为中心的医学理念提出

20 世纪 70 年代中期，K. Balint 博士等人提出了"以病人为中心的医学（patient centered medicine）"模式。"以病人为中心的医学"模式具有明显的时代与人文特点。"以病人为中心"阐明了诊断与治疗应该了解病人的生活特点与社会环境以及疾病产生的过程，充分考虑病人的意愿，形成"以病人为中心"的诊疗计划和服务理念。"以病人为中心的医疗"是"以病人为中心的医学"变通而来的，在美国特别强调尊重病人意愿和让病人参与医疗方案决定。

第三节 以病人为中心与全科医学的关系

一、以病人为中心是全科医学的服务理念

全科医学服务是以人为本的医疗服务。在全科医学服务中，全科医生关注的首先是人，然后才是病。全科医学始终把以病人为中心作为自己的基本理念，强调对全人的照顾性服务。世界各国全科医学可能有一定的差异，但无论

在哪个地方，全科医学以病人为中心的理念都没有变。因此，以病人为中心是全科医学的基本服务理念。

二、以病人为中心是全科医学的研究课题

以病人为中心的概念提出后，经历了多年的研究总结。全科医学一直把以病人为中心作为自己的主要研究课题。全科医学大量的研究结果，不断完善了以病人为中心的理念，并不断提出新的以病人为中心的内涵。全科医学对以病人为中心服务理念的研究贡献是任何其他专科不能比的。

三、以病人为中心是全科医学强调的服务内容

在全科医学的服务中，有一项内容始终都是重中之重，那就是以病人为中心。全科医生从接诊开始，到诊疗计划的制订，每一个服务步骤都离不开以病人为中心的理念。正是因为以病人为中心的理念贯穿在全科医生的服务过程中，全科医生才能提供给病人独特的人性化的全科医疗服务。

四、生物-心理-社会医学模式是以病人为中心的医学模式

如果说生物医学模式是以疾病为中心，那么，生物-心理-社会医学模式是以病人为中心的医学模式。生物-心理-社会医学模式把人看成一个整体。不但考虑生物医学层面的科学数据，还要考虑人的心理问题和社会问题。全科医学特别强调生物-心理-社会医学模式的重要性，要求全科医生采用这个以人为本的医学模式指导医学实践。

第四节　以病人为中心的医疗主要内涵

"以病人为中心"的医学模式是对"以疾病为中心"的传统医学模式的变革，其主要内涵在于强调医患之间的相互关系与相互影响。

一、疾病与患病

以病人为中心的医疗强调"疾病"与"患病"的差别。"疾病"是一种客观的异常问题；"患病"是人们主观的不适的感觉与经验。因此，不同的病人可能患相同的疾病，但是每个人对患病的感受却是不尽相同。以病人为中心的医疗必须关注病人的发病与患病经历，了解病人的思想与态度，如对自身患有疾病的看法；病人的内心感受，尤其是对疾病的担心与恐惧感；疾病对机体与身心功能的影响；对医生治疗方案、措施与态度的期望等。当医生能够注意到

疾病所产生的这些问题时，大部分病人对医疗服务过程与结果都会感到满意，并且遵从医嘱，顺利完成治疗过程。

二、全面了解病人

以病人为中心需要全面了解病人个人的生活习惯、社会环境、生命周期等，包括了解病人的家人、朋友、同事、学历、宗教、文化和医疗保障制度，以及病人所处的社会环境和文化带来的不同影响。对病人的全面了解可促进医生与病人之间的相互关系，特别是在病人的早期症状与征候都不太清楚，无法做出诊断时或病人对生病的反应出现夸大或异常表现时显得尤为重要。在这些特殊情况下，从病人的生活习惯、社会环境、生命周期来寻找诊断线索。即使诊断明确，对病人的全面了解也可帮助医生回答病人的询问，如"为什么我会得这个病?"

三、相互沟通达成共识

以"病人为中心"的医疗会认真地了解病人的想法、期望、感觉和疾病对日常生活所产生的影响，由此知道疾病的严重程度以及病人对疾病的了解程度。在建立有效治疗计划之前，医患双方需要尽可能相互交换意见与沟通，在不同的认识观点上达成共识。以下两点尤为重要。

（一）解释病情

病人一般都希望自己的疾病用他们可理解的语言和方式来说明。但是由于信息的不对称与认知上的差异，有些医疗问题医患双方难以达成共识。如果在问题的本质上双方无法达成共识，那么，在治疗过程中就会出现问题。并不是一定要病人完全了解所患疾病的本质，但至少在解释病情及治疗方法时要和病人的想法基本吻合。要用病人听得懂的语言解释病情，鼓励医患双向沟通。

（二）尊重病人

决定诊疗计划时，必须将双方的期望及看法考虑在内。如果医生忽略了病人对自身疾病的诊疗期望，那么就可能导致病人不愉快甚至愤怒，以及不配合治疗等现象。当病人发现到自己的愿望没有受到重视时，可能会干扰诊疗过程，甚至放弃治疗。

当医患双方对疾病本质及治疗目标有分歧时，医生必须服从病人的意愿。例如，面对一个癌症病人，医师可能希望病人比较老实而被动地接受放、化疗，而病人则希望更多的关心和保守治疗，双方无法达成共识。医生在决定治疗方案时必须充分考虑病人的想法、感受、期望及身体状况。医生不应该与病人争执，而必须全面解释放、化疗及保守治疗的利与弊，让病人做出自己的选择，必要时请病人签字放弃放、化疗，作为以病人为中心的医疗的最终决定。

四、疾病预防与健康促进

根据 WHO 的定义，"健康促进"是让人们能够自己控制并改善自身健康，而"疾病预防"是减少疾病发生的危险因素。近年来，健康促进与疾病预防越来越受到重视。目前，疾病预防及健康促进的方式大多是针对所有群体形成一套公共政策以及发展各种筛查方法，但明显缺乏由医生与病人共同制定的以个体为主的措施与方案。以"病人为中心"的医疗服务模式弥补了这一缺陷，完全可以保证医生对病人提供较完善的疾病预防与健康促进服务。健康促进与疾病预防，亦需要全面地了解病人，以及医生与病人能够对此达成共识。在制定疾病预防与健康促进计划之前，首先对病人进行评估，然后医患双方对此计划进行讨论，达成共识，最终建立个体化的健康促进及疾病预防计划。医患双方坚持执行计划，达到疾病预防及健康促进的效果。

五、改善医患关系

改善医患关系的主要目的是帮助病人的诊治与康复。良好的医患关系通常可促进疾病的痊愈。以下是改善医患关系的要点。

（一）人文关怀

医务工作者要有同情、关心、合作、照顾、尊重和信任等人文关怀素质，随时对病人进行人文关怀。全科医学是重视医学人文的学科。

（二）病人自主权

过去在以"疾病为中心"的传统医疗服务模式下，医生拥有完全的权力与控制力。但在"以病人为中心"的医疗服务模式中，病人有高度的自主权，可与医生讨论医疗措施并参与临床决策。

（三）医患亲密关系

在以"疾病为中心"的传统医疗服务模式下，医患关系中医生有着"不介入太深"，与病人保持一定距离的观念。"以病人为中心"的医疗服务模式主张医生与病人建立亲密关系（rapport）。

（四）全人照顾

以"疾病为中心"的传统医疗服务模式只注重疾病治疗。"以病人为中心"的医疗强调全人照顾，除了治病，还需要重建病人失去的自我控制、社会交往、自信心与完整感等。

（五）时间及时机

以病人为中心的医疗服务强调利用充足的时间和适当的时机改善医患关系。充足的时间通常指花足够的时间与病人沟通，得到病人的配合，建立良好的医患关系，帮助诊断，避免不必要的检查。适当的时机通常指病人有愿意和医生分享重要事件或经验的时机。病人可能因为害羞或困窘而不愿意告诉医生，因此医生必须对病人有全面的了解，并利用多次就诊时间，与病人建立亲密关系，一旦病人有意愿与医生深入交流，很快进入问题的核心。

<h2 style="text-align:center">六、医疗团队服务</h2>

建立全科医生领导的医疗团队，团队人员各司其职，全方位服务病人，充分利用各方面的资源，减轻医生负担，增强医生服务能力，使病人得到高质量的医疗服务。医疗团队服务有着不可超越的优势。就病人而言，医疗团队服务能更有效地提高诊断、治疗能力和效率，为病人提供全方位、个性化的医疗保健。就团队医务人员而言，在自己熟练的领域发挥作用，注重病人的长期医疗保健。

2010 年《新英格兰医学杂志》发表随机对照实验，证明医疗团队服务模式比传统的医师治疗模式，能更好地提高和改善病人的生活质量。美国最著名的医疗团队服务模式是以病人为中心的医学之家（patient-centered medical home，PCMH）。

第五节　以病人为中心的医学之家

<h2 style="text-align:center">一、以病人为中心的医学之家的概念</h2>

以病人为中心的医学之家是一种医疗服务模式，其目的是向病人提供综合高级的基本医疗保健。通过"医学之家"医疗团队服务，针对每一个病人独特的需要和偏好，设计最佳个体化医疗保健方案，提高医疗保健质量及工作效率。以病人为中心的医学之家有益于全科医生的医疗服务。

以病人为中心的医学之家是全科医学现代团队服务的模式。该模式首先由美国提出，许多发达国家先后效仿。美国投巨资研究以病人为中心的医学之家的各个环节，引导了全科医学现代化团队服务的国际潮流。以病人为中心的医学之家不仅是全科医学的现代服务模式，也是当前全科医学前沿的研究课题。

以病人为中心的医学之家全科团队服务模式各地开展有很大差异。为了规范这种服务模式，2007 年美国家庭医生学院、美国医生学院、美国儿科医生学院及美国整骨医学协会发表"以病人为中心的医学之家联合原则"规定以病人为中心的医学之家必须具有如下特征。

（一）全科医生领导的团队服务
以病人为中心的医学之家为病人提供全科医生领导的团队服务。
（二）全人导向
全科医生领导的团队服务提供综合性医疗保健，包括生命各阶段的急性医疗、慢病管理、预防保健及临终关怀。

（三）整合协调的服务

以病人为中心的医学之家有效协调各专科，保证病人得到他们需要的临近医疗机构的专科及住院医疗服务，例如，专科及医院转诊，这些服务要以恰当的方式符合病人的文化和语言。

（四）聚焦质量和安全

以病人为中心的医学之家采用质量提高程序及循证医学方法，持续性提高病人的疗效和医疗安全性。

（五）容易获得

以病人为中心的医学之家有责任让病人更容易获得医疗保健。

二、国外现状和发展趋势

（一）团队服务模式

PCMH 是一种新型的全科医生领导的医疗团队服务模式。在这个团队中，全科医生是头，其他医务人员可能包括执业护士（nurse practitioner，NP），医生助理（physician assistant，PA），注册护士（registered nurse，RN），医学助理（medical assistant，MA），药剂师（pharmacist），心理辅导师（psychological counselor），营养师（nutritionist），健康教育师（health educator），接待员（receptionist），社会工作者（social worker）等。他们各司其职，有效地完成综合性临床服务。

PCMH 追求更好的健康、更优质的医疗服务及更低的成本三位一体的目标。PCMH 源于美国，并向西方发达国家扩散，是奥巴马总统提议的美国重大研究课题。PCMH 力图解决现代医学在经历百年的高速发展后暴露的弊端：临床过度专科化、关注疾病而非病人、重治疗轻预防、医疗机构间缺乏协同等。PCMH 强调以病人为中心的连续性医疗服务、注重建立医患间长久的信任关系、强调团队化的医疗服务及协同、重视应用循证医学提高医疗质量、力求通过付费方式的变化节约医疗费。

（二）医学认可过程

PCMH 在北美有四十余年的发展历史，已形成相对成熟的框架体系。其核心医学之家（medial home）最初于 1967 年由华裔医生于夏威夷提出，并率先获得美国儿科学会（AAP）的支持。经过几十年发展，2000 年美国家庭医生学会（AAFP）及美国医师学会（ACP）开发并扩展了这个理念，将所有的慢性疾病涵盖其中，并确定了以病人为中心的原则。2007 年美国家庭医生学会，美国儿科学会，美国医师学会和美国骨科协会（AOA）共同定义了 PCMH 的七项核心原则，并将 PCMH 与医疗的支付改革挂钩。在随后的数年间，PCMH

获得了北美主要权威的医学机构的认可。PCMH 服务模式不但在北美各州广泛开展，其他西方发达国家也相继效仿。

（三）实践检验过程

PCMH 在美国进行了多年广泛的试点，参与者包括州政府、联邦医疗机构、医疗服务机构和医疗保险机构。PCMH 建立了相对客观、严格的质量评定标准并付诸实施。美国国家质量保证委员会针对 PCMH 制定了质控标准，对"医学之家"设定了三级认证考核标准。以病人为中心的基本医疗保健协同组织（PCPCC）为推动 PCMH 实践检验过程作出很大贡献。

（四）科学论证过程

在 PCPCC 推动下，美国进行了数十个 PCMH 的试点项目科学研究论证。这些试点研究分布于美国数十个州，历时 2 ~ 6 年。大量证据证明 PCMH 是行之有效的现代基本医疗保健模式，其可有效降低医疗成本（例如，急诊下降 70%，再住院率下降 40%）、提高医疗质量（例如 77% 的糖尿病人血糖得到控制）、改善医患关系（例如全科门诊量增长 250%）。由于 PCMH 在全美试点的科学论证结果，美国的医改政策已将推进 PCMH 作为最重要的内容。

三、对中国医疗事业的影响

（一）理论指导意义

PCMH 的目的是通过重构基本医疗保健体系，实现更好的健康、更高的医疗质量和更低的成本三位一体的目标，其与中国建立基本医疗卫生制度的医改目标和九字医改方针（保基本、强基层、建机制）高度一致。如何提高中国基本医疗的质量，提升民众对全科医疗服务信任，推进分级医疗实施是中国面临的问题。PCMH 为解决这些问题提供了一套相对完整的科学体系，对全科医疗服务体系和分级医疗制度有很大的借鉴价值。

（二）促进全科医生团队建设

中国倡导全科医生团队服务制，但各地都处在摸索阶段，对全科医生团队的人员构成、角色定义、职责划分、协作方式、管理模式等方面都缺乏成熟的经验。PCMH 在这些方面都有相对成熟的体系，有明确的团队角色定位、业务流程及管理模式设计和实践经验。PCMH 以病人为中心的理念结合团队式的服务模式可大大增强全科医生团队服务能力。

（三）提高全科医生工作效率

中国全科医生目前无论从数量和质量上都相对缺乏。如何利用有限资源，是提升全科医生服务能力的关键。PCMH 的团队化服务模式尽量利用现有的人力资源辅助全科医生，通过团队分工分担全科医生的工作负担，使全科医生只在最关键的环节出现，提高稀缺的全科医生资源的利用效率，通过信息化手段，使团队成员包括医生助理、医务助理、个案管理师、社会工作者等，各司其职。另一方面，PCMH 注重应用循证医学来提升医生的能力，提高医疗服务的质量和安全，通过信息化的手段，将循证医学的结论转换为知识库。针对疾病特点，形成相对标准化的疾病管理和服务流程，将知识库应用于关键的流程决策点，辅助全科医生进行临床决策，提升全科医生的临床能力。

（四）提升慢性病管理质量

PCMH 在慢性疾病的管理方面积累了丰富的经验，有非常成熟的服务流程、管理模式和质量考核方式。PCMH 慢性疾病管理模式分为 5 个步骤。

1. 为每位病人建立健康档案。

2. 根据疾病发展的规律进行疾病风险评估。

3. 根据评估的结果有针对性地制定个性化的健康干预计划，把病人纳入到健康管理流程中。

4. 以病人为中心的健康管理任务通过信息系统在服务团队中合理分配。

5. 提供科学化的服务质量考评和持续优化体系。

（五）促进医联体建设

中国正在尝试建立医联体。然而上下级医疗机构交流更多的是医疗技术，对医疗协同体制和管理方式缺乏理论指导。PCMH 的医疗协同模式值得借鉴。该模式的协同是以病人的需求为中心，由全科医生驱动，注重医疗协同，突出全科医生在协同中的作用，通过医疗保险支付制度，激励医疗机构间以病人为中心的医疗协同。PCMH 不仅在治疗的环节进行协同，而且将协同延伸到预防和康复，通过跨机构团队式服务，上级医疗机构及专科医生充分发挥自己的优势，提升病人的整体管理水平。PCMH 高度依赖先进的信息技术，在不同医疗机构间分享医疗、健康信息，实现业务流程的衔接和资源整合，形成对医疗协同合理的高技术管理模式和质量考核方式。

（六）降低医疗费用

中国医疗费用的过快增长成为当务之急。PCMH 可控制医疗费用增长。PCMH 对医疗费用的控制主要通过以下几个途径。

1. 临床预防　通过对病人的主动管理，实现早期诊断和早期治疗。强化临床预防，使更多病人避免患重大疾病。从而节省医疗费用。在这个过程中，PCMH 的团队服务起到非常重要的作用。

2. 连续性医疗　通过对病人连续性地医疗照顾，使医院及专科的医疗流程与全科医生的基本医疗保健流程有效地衔接。病人在医院外也能获得高质量的医疗，从而大大降低急诊率、住院率和再住院率。由于 PCMH 能提供更可靠的医疗服务，病人出院条件要求下降，平均住院时间缩短，医疗费用下降。

3. 付费方式改变　PCMH 改革了以医疗服务项目计酬的单一付费模式，

采用医疗服务项目计酬结合人头管理费用和医疗质量激励三者结合的综合医疗付费方式，在不损害病人利益的前提下，调动医疗机构控制医疗成本的积极性。医疗费用控制最明显是慢性病管理。

第六节 以病人为中心的医疗在全科临床中的应用

以病人为中心的医疗理念，狭义上主要是指让病人参与诊疗计划的制订，尊重病人的意愿。从广义而言，以病人为中心的医疗内涵非常广泛，全科医学的各个方面都涉及这个理念，但以下几方面尤为重要。

一、以病人为中心接诊

接诊是全科医生的基本功，是全科医生医患关系建立的根基。接诊的失败会让病人产生反感，即使医术高明，也不会被认可。要记住，"医生的话本身就是良药"这个放之四海而皆准的格言。最可悲的是，病诊断准确，治疗方案正确，病人治好了，病人讨厌甚至打骂医生。产生这种可悲现象的原因不能只埋怨病人粗暴无礼，而应当从医生自己开始检讨。调查显示，美国的全科医生是病人满意度最高的医生之一。美国全科医生的接诊技巧训练有素，他们能够博得病人的喜欢是被训练出来的。大家一定会觉得，美国全科医生接诊训练很神秘，或许有一把开启这个神秘宫殿的钥匙。确实有一把钥匙可以打开这个神秘宫殿的门，让你接诊成功，那就是"以病人为中心"。

（一）人际技能

人际技能（interpersonal skills）是中国医生培训的短板。接诊病人时，全科医生要把"以病人为中心"的理念作为钥匙，并着重于以下几方面的人际技能。

1. 仪表 医生的仪表对病人产生影响。医生注重自己的仪表也是对病人的尊重。着装整洁、符合医生职业特征是基本要求。全科医生应该仪表端庄。如果穿白大衣，应该内穿有领衬衣，必要时打领带。如果不穿白大衣，推荐穿西装打领带。穿黑色或深色的皮鞋。经典保守的衣装给人可靠感，建议衣着风格采用经典保守型。过度时尚、超前的衣装会给人不可靠感，应当避免。注意颜面卫生，避免不修边幅。

2. 环境 接诊环境应该让病人舒适，容易与医生交流，保护隐私。由于现代的诊室多配备电脑记录病人的档案，电脑放在医生的办公桌上，医生通常坐在电脑前，便于电子病历记录。此时，病人应该坐在医生的左前方或右前方，方便与病人交流，也让病人感到亲近。病人不应该坐在医生的正对面，让病人感到被审问。

3. 敲门 "以病人为中心"就应该尊重病人。进检查室之前要敲门。敲门声告诉病人隐私权中断，敲门是医生和病人建立信任和尊重的第一步。在美国，病人通常先在诊室等待医生，医生敲门，然后进入诊室。美国人际技能培训专家普遍认为，敲门是接诊的第一步。但是，中国的全科医生接诊的环境与美国不同，一般是医生在诊室坐着，病人一个接一个地进入诊室就诊。也许，敲门开始接诊不太符合中国国情。

4. 称呼病人 人们一般都重视自己，自己的名字对自己尤为重要。接诊开始应该称呼病人。称呼病人可以直呼其名，但第一次接诊的病人最好冠以一个头衔，比如，张太太、李先生、王女士等。如果已知病人有受人尊敬的头衔，比如，教授、博士、总经理等，就应该称呼病人为张教授、李博士、王总等。如果已与病人熟悉，可以直接呼其名，比如，慧芳（全名王慧芳）、志勇（全名张志勇）等。

5. 自我介绍 病人来看医生通常很关心医生的名字。称呼了病人后，应该马上介绍自己。一般只需要自己的姓和医生的头衔。比如，我是张医生。

6. 建立亲密的气氛 在自我介绍的同时与病人建立亲密的气氛。与病人建立亲密的气氛推荐的方法是握手微笑。当医生伸出自己的手与病人握手时，病人与医生的距离一下就被拉近了。全科医生一定要学会微笑，因为微笑会让病人放松并愿意和医生交流。全科医生还应该告诉病人你要问些问题和做体检，使病人做好心理准备完成接诊。

7. 眼睛对视 眼睛是心灵的窗户，接诊应该有医生和病人的心灵沟通。接诊时应该直接对视病人的眼睛。当然，眼睛对视一定要自然、让病人舒适，不能死盯着病人让病人不舒适。接诊中完全不看病人是绝对不可行的。医生接诊时，应该以恰当的体位让病人能看到你，检查病人时视线可能离开，但与病人交流时一定要看病人的眼睛。

8. 集中注意力 医生全部注意力应该放在病人身上，让病人感到医生的心中只有病人。与病人无关的动作要避免或隐蔽。比如，不要接诊时照镜子、梳头发、涂口红、揉眼睛等。如果想要知道时间，看表的动作不要让病人察觉。

9. 关心病人 深切地关心病人的感受，尽量让病人感到舒服，随时语言安慰病人，当病人谈到自己的病痛时，深切地同情病人的感觉。当病人对自己的病情或病因做出自己的推测时，不拒绝病人的推测。随时调节你的体位让病人感到舒服、方便。

10. 尊重性遮盖技术 在美国，规范的接诊，病人应该穿体检服，有利于体格检查时尊重性遮盖技术的实施。解开病人的衣服前应该告诉病人，提前准备好用于遮盖的布单。检查时，用布单遮盖腰以下部位，暴露需要检查的部位，体现保护和尊重病人。在中国，这种要求可能太过分。

（二）交流技能

交流技能（communication skills）也是中国医生培训的短板。接诊病人时，全科医生要把"以病人为中心"的理念作为钥匙，并着重于以下几方面的交流技能。

1. 开底问题　开底问题是指需要病人自己用自己的语言描述的问题。比如，"你今天来看什么？""我今天帮您什么忙？"开底问题可启发病人自己说出就诊的原因，但比较花费时间。全科医生接诊时提问的第一个问题应该是开底问题。

2. 闭底问题　病人需回答有或没有的问题。例如，"您看见红色了吗？""您呕吐吗？""您抽烟吗？"等。闭底问题是医生规定的方向，让病人尽快说出与病情相关的线索，比较节约时间，一般在问诊过程中应用。

3. 一问一答　医生一次只问一个问题，病人一次回答一个问题，病人较容易回答。例如，"您父亲有高血压吗？""您母亲有没有高血压？"典型的错误问题是"您父母有高血压，高脂血症或脑卒中吗？"

4. 等待回答　医生提问后，停顿等待病人回答。让病人有时间准确回答问题。不能催促病人，让病人感到医生急躁。病人回答问题时，不能打断病人，安静等待病人完整回答每一个问题。

5. 小结病情　小结病人的信息，复述病人告诉的要点，让病人知道你在认真听，在接诊过程中，可小结主诉、小结现病史、总结看病过程等。

6. 语言恰当　恰当的语言是一般人不经特别教育能听得懂的语言，恰当的词汇是病人能理解的词汇。全科医生接诊时应该用病人听得懂的语言与病人交流，尽量避免医学术语。当不可避免要用医学术语时，必须对医学术语进行解释。接诊时应做到，语速较慢，语句较短，语义简单（keep it short, simple and slow，简称 KISS）。

7. 安慰保证　用适当的语言安慰病人，尽量消除病人的紧张。向病人保证你会全心全意为病人诊治。不作不恰当的保证。例如，当病人问："我是不是要死？"医生不能随口说"不会死"或"会死"，而应该巧妙地绕开，可以这样回答："我知道您很担心，我一定全心全意为您诊治，尽快把问题解决"。

8. 注意转换　医生使用转换句会使接诊过程显得有序，病人更积极配合。每转换一个主题应该用转换句，一次看病用 4~5 个转换句为宜。例如，问完现病史后要问既往史，避免直接就问有无高血压、糖尿病、肺气肿等慢性病史，而应该用转换句"我还想知道您过去的情况"。病人同意后，医生再问有无高血压、糖尿病、肺气肿等慢性病史。

9. **体检语言**　体检语言是指体格检查时与病人谈话可减少病人紧张，增进合作。最常用的办法就是每做一项检查之前，告诉病人你要做什么，让病人放松，例如，肺部听诊之前告诉病人："我要给您听一下肺"，然后把听诊器放到病人的肺部。

10. **结束总结**　结束总结是对接诊的总结，是病人最关心的看病结果。全科医生应该用病人听得懂的语言解释初步发现，用非技术语言建议要做的检查，向病人保证自己会尽全力帮助病人，最后一定要问病人有无问题。"您还有没有什么问题？"通常是全科医生接诊的最后一句话。

二、以病人为中心制订诊疗计划

诊疗计划是全科医生的日常工作。以病人为中心制订诊疗计划是全科医学的要求。以下介绍两种特别值得重视的方法。

（一）诊疗计划为人而订

传统的诊疗计划是为病而订，然而，以病人为中心的诊疗计划为人而订（不是为病而订）。全科诊疗计划通常包括三部分，第一部分是全面的整体医学诊断；第二部分是预防接种；第三部分是健康维持。即使是因同一种病来就诊，以病人为中心的诊疗计划因人而异。以病人为中心制订诊疗计划，就是根据病人的具体情况，制订个体化的全科医学诊疗计划。以下举例说明。

病例：女，45 岁，职员。发现血糖增高 3 个月。心情郁闷，失眠，乏力，空腹血糖最高 9.0mmol/L，餐后血糖最高 16.0mmol/L。查体：P 80 次/分，Bp 120/80mmHg，Wt 60kg，Ht 160cm，甲状腺不大，心律不齐，无杂音，呼吸音正常，腹软，无压痛，四肢无异常。辅助检查：血象正常，肝肾功正常。心电图：偶发室性期前收缩。OGTT 提示：空腹血糖 8.8mmol/L，餐后 2 小时血糖 15mmol/L，胰岛素分泌正常，HgbA1c 8.5%，甲状腺功能正常，HBsAg（－），HBsAb（－）。

以病人为中心的个体化全科医学诊疗计划如下：

1. 全面的整体医学诊断

（1）2 型糖尿病：糖尿病饮食，二甲双胍口服。

解读：2 型糖尿病诊断成立，糖尿病饮食治疗适用于各种 2 型糖尿病人群，根据病人血糖及糖化血红蛋白水平，二甲双胍口服是指南推荐的首选药。

（2）室性期前收缩：观察。

解读：青年女性，偶发室性早搏，可先观察。

（3）忧郁症：西酞普兰。

解读：糖尿病常伴发忧郁症，排除甲状腺功能低下后可启动抗忧郁治疗。选择性 5-HT 再摄取抑制剂（SSRI），例如西酞普兰是指南推荐的首选药。

（4）失眠：思诺思。

解读：唑吡坦类药物，例如，思诺思是指南推荐的失眠首选药。

2. 预防接种　乙肝疫苗，肺炎疫苗，流感疫苗，破伤风疫苗。

解读：病人乙肝表面抗原和表面抗体均为阴性，应该接种乙肝疫苗。病人确诊糖尿病，通常免疫力较普通人群弱，属肺炎和流感易感人群，应该接种肺炎疫苗和流感疫苗。追问病史，病人 10 年内未接种破伤风疫苗，应该接种破伤风疫苗。

3. 健康维持　乳房钼靶照片，宫颈涂片脱落细胞检查。

解读：女性 40 岁以上应该做乳房钼靶照片筛查乳腺癌，女性 21 岁以上应该做宫颈涂片脱落细胞检查筛查宫颈癌。

（二）病人参与医疗决定

以病人为中心的医疗强调医疗决定尊重病人的意愿，最好的方法就是让病人参与医疗决定。只要病人认知功能没有问题，让病人参与医疗决定就应该实施。以下举例说明。

病例：男，60 岁，工人。咳嗽、咳痰 5 年，每年发作 3 个月以上。有高血压 2 年，最高血压 170/100mmHg，吸烟 1 包/天，40 年。查体：P 80 次/分，Bp 160/98mmHg，Wt 80kg，Ht 160cm，BMI 31.2，腹围 100cm，心律齐，无病理性杂音，呼吸音减弱，腹型肥胖，腹软，无压痛。辅助检查：血象正常，心电图：Ⅱ、Ⅲ、aVF ST 段压低，X 线胸片提示肺气肿、肺大泡，肺功能提示：小气道中度阻塞。

以病人为中心的个体化全科诊疗计划如下：

1. 全面的整体医学诊断

（1）慢性阻塞性肺病：硫酸沙丁胺醇，信必可（取消）。

解读：根据指南推荐病人应该用短效 beta 受体激动剂，如硫酸沙丁胺醇，缓解症状；长效 beta 受体激动剂，如信必可，维持治疗减少急性发作。但是，病人认为信必可无效，只有硫酸沙丁胺醇才有效。可能原因是硫酸沙丁胺醇见效快，感觉明显，而信必可是维持用药，见效慢，维持时间长。经反复与病人解释，病人仍然拒绝用信必可，全科医生必须尊重病人的决定，停用信必可。

（2）高血压 2 级高危：氨氯地平 + 替米沙坦（取消，改用非洛地平 + 贝那普利）。

解读：病人最高血压 170/100mmHg，诊断高血压 2 级，有 3 个以上危险因素（男性 55 岁以上，腹型肥胖，抽烟）心血管危险因素分层为高危，指南推荐首选联合用药。钙拮抗剂加血管紧张素 Ⅱ 受体拮抗剂是优先推荐的联合用药方案之一。病人抱怨氨氯地平太贵，希望用便宜点的药。可考虑改用其他的钙拮抗剂，如非洛地平，及血管紧张素转换酶抑制剂，如贝那普利。

（3）心肌缺血：阿司匹林（肠溶型拜阿司匹林）。

解读：病人患高血压2级高危，有ST段压低心肌缺血依据，应该预防性应用阿司匹林。病人认为阿司匹林会伤胃不愿依从。告诉病人肠溶性阿司匹林，例如拜阿司匹林空腹服用，不在胃内溶解，而是整片药通过幽门，进入十二指肠才溶解，因此，不伤胃。病人被说服，用肠溶型拜阿司匹林。

（4）烟草依赖：戒烟（戒烟教育，家属约谈，戒烟计划）。

解读：吸烟是心血管系统的危险因素，且与多种疾病有关，应该戒烟。病人不愿戒烟，向病人宣讲烟草危害，特别是对慢性阻塞性肺病的致病作用，本人仍然不愿戒烟，但表示逐渐减少吸烟。制定逐渐减量吸烟计划，定时检查监督，与家人谈话，请家人帮助实施。

（5）腹型肥胖：生活方式调节（步行，营养师会诊）。

解读：病人BMI 31.2，腹围100cm，诊断腹型肥胖，首选生活方式调节。病人不想运动，说太累，建议病人每天步行一小时。病人不清楚自己能量摄入情况，介绍病人营养师会诊，制定减肥饮食谱。

2. 预防接种 肺炎疫苗，流感疫苗。

解读：病人确诊慢性阻塞性肺病，通常免疫力较普通人群弱，属肺炎和流感易感人群，应该接种肺炎疫苗和流感疫苗。

3. 健康维持 结肠镜检查，胸部CT，前列腺特异性抗原（PSA）。

解读：50岁以上应该做结肠镜筛查肠癌。病人长期大量吸烟属肺癌高危人群，病人已做X线胸片，要求进一步筛查肺癌，可做胸部CT。病人补充病史，父亲死于前列腺癌，要求筛查前列腺癌，可检查前列腺特异性抗原（PSA）。

第六章

规范化行医

在西方发达国家，全科作为医疗体制中最大的医学学科，规范化行医（standardized care）是全科医学实践的重要内容。全科医生不论在哪里，行医是规范化的。一个病人得了病，不论到哪里去看全科医生，都会得到基本相同的诊治。规范化行医的标准从哪里来呢？规范化行医必须使病人得到最好的医疗保健，只有科学研究才能论证什么是最好的医疗。循证医学（evidence-based medicine，EBM）就是回答什么是最好的医疗的科学方法。循证医学是20世纪90年代以来在临床医学实践中发展起来的一门新兴学科，被公认为21世纪临床医学发展的必然趋势。循证医学的发展推动了规范化行医的实施。

第一节　规范化行医的概念

一、循证医学的定义

由于规范化行医的基础是循证医学，在此首先介绍循证医学的概念。国际著名循证医学的推动者，循证医学创始人之一 David Sackett 教授 1996 年在英国医学杂志上发表专论，提出循证医学的定义是"通过系统研究，自觉、明确、明智地运用目前最佳证据，结合各个临床专家可利用的最佳外部临床证据，来决策各个病人的诊疗措施"。2000 年，Sackett 教授对循证医学的定义补充了制定诊疗方案要结合医生专业知识和尊重病人的意愿。

二、诊疗计划的科学性

循证医学的直接翻译是"以证据为基础的医学"，因此，也有人将循证医学译为"实证医学"或"证据医学"。循证医学的核心思想是医疗决策，包括病人的诊治，医学指南和医疗政策的制定等，应在现有的最好的临床研究依据

（evidence）基础上作出，充分体现临床医学诊疗计划的科学性。与之对应的传统医学是以经验医学为主，根据非实证性的临床经验（experience）及个人对疾病的理解来诊治病人。当然，循证医学并非要取代临床技能、临床经验和医学专业知识，而是强调医疗决策应建立在最佳临床研究证据基础上，让诊疗计划具备科学基础。

三、规范化行医的定义

规范化行医就是要求医生的行医行为标准化、规范化。这种标准和规范是建立在循证医学的科学依据上的。循证医学是一种手段，帮助选择最佳的诊疗方案，规范化行医是目的，让每个病人得到最佳的治疗方案。循证医学在全科医学中的应用就是全科医生规范化行医的过程。从全科医学的角度，循证医学的定义是：正确、负责地应用当前最好的医学证据，结合全科医生自己的专业知识，按病人的意愿为病人制定最佳诊疗方案。从全科医学的角度，规范化行医的定义是：按照医学指南、医学综述及可靠程度高的临床研究等循证医学依据制定标准，使每个全科医生的行医行为规范化。

第二节　规范化行医的历史

一、循证医学诞生

循证医学的观念源于 20 世纪 80 年代，一些流行病学专家和临床医师发现，以往由经验医学模式进行的一些临床研究设计很不严谨，如病例较少、观察时间较短、评价指标单一等。因此，所得结论往往有一定偏差。若以此为依据，可能会导致临床诊治的严重失误。于是，一些流行病学专家和临床医师合作，对临床研究重新设计修正，取得了一批科学性很强的研究成果，纠正了一些错误的观念，为临床上提供了一些可以遵循的科学证据。1992 年 JAMA 发表了循证医学工作组对循证医学的全面阐述。1995 年美国医学会和英国医学杂志联合创办《循证医学》杂志，标志着循证医学已成为一个独立的学科体系。

二、规范化行医实践

循证医学的应用引导了以科学为基础，规范化行医的概念。近二十多年来，在循证医学模式的导引下，总结研究出了一批规范的治疗方案和疾病防治指南，如高血压防治指南、脑卒中防治指南等。由于医学指南是在大量可靠程度高的临床研究基础上写成的，常常代表某种疾病诊治的标准。医学指南为医生提供了一条快速、便捷的"循证"通道，为规范化行医制定了标准。目前发达国家均以循证医学为指导，制定规范化行医的临床指南和医疗法规，使广大病人享受到最佳的医疗保健服务，这就形成了规范化行医的实践运动。

第三节 规范化行医与全科医学的关系

一、规范化行医是全科医学的要求

全科医学高度重视循证医学，要求按照循证医学规范化行医。全科医生是发达国家数量最多的医生，约占医生总数的50%。全科医生规范化行医是发达国家医疗规范化的基础。在发达国家，循证医学和规范化行医是评价和考核全科医生质量的标准，要求所有的全科医生必须以循证医学为依据，规范自己的行医行为，并设有监管机制，严格监管全科医生的规范化行医行为。全科医生规范化行医行为直接与付费和绩效挂钩。

二、规范化行医是全科医生的基本临床实践

全科医生的基本临床实践就是规范化行医。全科医生的临床实践带有很多的经验成分，但全科医生的诊疗计划必须具有科学性。全科医生诊疗计划的科学性来源于全科医生对循证医学的应用。运用循证医学制定诊疗计划，这就是规范化行医。全科医生一般不涉及高、精、尖技术，全科医生基本临床实践的先进性和科学性是建立在循证医学和规范化行医的基础上的。

三、规范化行医促进全科医学发展

众所周知，全科医学近年发展迅速，成为发达国家最大的医学学科。在全科医学的发展过程中，规范化行医起了巨大的推动作用。由于科学技术的发展，医生的知识暴涨，行医行为差别很大。在发达国家，首先要求全科医生，按照循证医学依据规范化行医。规范化行医极大地提高了医疗质量，全科医生的学术地位得以提高。全科医生队伍不断壮大，成为发达国家医疗的基础。

第四节 循证医学的证据质量分级

遵循证据是循证医学的基本要素和本质所在。循证医学应用者应尽可能应用当前最可靠的临床研究证据是循证医学的关键。循证医学中的证据主要指对人的临床研究的证据。在浩瀚的研究文献中，我们去搜寻研究报告。通常治疗研究依据可按质量和可靠程度分为以下五级，可靠性依次降低。

一、质量分级第一级

系统评价或 meta 分析，按照特定病种的特定疗法收集所有质量可靠的随机对照试验后所作的系统评价或 meta 分析，是可靠程度最高的临床研究证据，因此，对临床治疗的指导性价值最大。

二、质量分级第二级

随机对照研究，单个的样本量足够的随机对照试验结果，可靠性也很高，对临床治疗的指导性价值强。

三、质量分级第三级

非随机对照研究，设有对照组但未用随机方法分组的研究，有一定的可靠性，对临床治疗有一定价值。

四、质量分级第四级

描述性研究，无对照的系列病例观察研究，其可靠性降低，但也有参考价值。

五、质量分级第五级

专家共识，由行业专家达成的一致意见，人为因素较重，可靠性低，仅供参考。

上述循证医学证据质量分级比较理论化。在实际应用中，临床指南和临床综述是常用的可靠性高的循证医学资源。临床指南通常是采用了大量可靠性强的系统评价及随机对照临床研究证据写成。对某种疾病的最新指南可被看成是当前治疗该种疾病的金标准。高质量的综述或循证医学网刊登的高水平综述性文章，通常也是总结了大量的可靠性强的临床研究写成，在没有临床指南的情况下，这些综述或综述性文章也可作为可靠的循证医学依据。在没有可靠的指南及临床综述的情况下，可依次使用质量尽可能高的研究证据作为参考依据，但应明确从一级至五级，可靠性依次降低，当以后出现更高级别的证据时就应尽快使用。

第五节 规范化行医常用的循证医学工具

一、医学指南

过去的医学指南是由传统和权威制定的，而现代的医学指南则是以循证医学为依据制定的。现代医学指南总结高质量的循证依据和最新的资料，帮助医生决定诊治方案。大量的临床指南是以规范化行医和提高医疗质量为目的。西方发达国家特别是美国，医疗高度规范化，医学指南非常发达并成为规范化行医的依据。我国近年医学飞速发展，医学指南逐步完善，但与西方发达国家比仍较落后。加强医学指南的制定工作将极大地促进规范化行医和医疗质量的提高。

医学指南（也叫临床指南或临床实践指南）是在大量文献复习的基础上形成的指导性文件，目的在于规范某种疾病或某种医学问题的诊断和治疗。每个国家可根据自己的情况，建立自己的医学指南。我国的医学指南由专家团队编写。一般数年不定期更新一次。有些常见病，还专门写有针对全科医生的版本。全科医生需要熟练掌握相关医学指南的内容，并自觉地按照指南规范化行医。美国、欧洲等发达国家医学研究较发达，医学指南引用的数据较坚实，发展中国家常常借鉴应用。国际影响较大的医学指南主要有美国的专业协会制定的行业指南和欧洲共同体专业协会制定的欧洲行业指南，例如美国成人高血压治疗指南 2014（JNC8），欧洲高血压管理指南 2013（ESH/ESC）。但对于某些疾病，欧美发达国家缺乏强有力的循证医学数据时，可借鉴对这些病循证医学数据强的国家的指南。例如，乙型肝炎，亚洲国家多见，乙型肝炎亚太指南循证数据较强，借鉴意义较大。同样，由于我国是乙型肝炎大国，我国的乙型肝炎指南循证医学数据较强，例如，2014 年中国慢性乙型肝炎防治指南，对我国全科医生指导意义较大。

二、医 学 综 述

医学综述（review）由作者根据特定的目的和需要或兴趣，围绕某一题目收集相关的医学文献，采用定性分析的方法，对论文进行分析和评价，结合自己的观点和临床经验进行阐述和评论，总结成文，可为某一领域提供大量的新知识和新信息，以便读者在较短时间内了解某一专题的研究概况和发展方向，解决临床实践中遇到的问题。

医学综述是在大量文献复习的基础上写成的总结性论文，目的在于总结目前某种疾病或某种医学问题的诊断、治疗及研究进展。综述虽然不是指南，但综述可以带给我们最新的诊疗方法。有的医学问题例如水肿，体重减轻等没有相关指南，行业权威的综述，在某种意义上也可能充当指南的功用。《美国家庭医生》（*American Family Physician*）杂志常常发表最新医学临床综合征的综述。这些综述由学术型全科医生撰写，有很大的国际影响力，对常见的临床综合征的诊治有很强的指导作用，为全科医生提供诊断和治疗的思路。必须强调的是在采用综述推荐的最新诊疗方法时，应该与病人沟通，达成共识，方可实行，因为综述不是指南，不具备法律效应。

三、循证医学网站

循证医学网站（website）是一些专门的机构建立的医学知识网站，目的是将医学知识网络化。在西方发达国家，循证医学网站非常发达并成为医生必不可少的行医工具。循证医学网站管理机构有组织地安排一些医学专家撰写权威性的医学综述，形成最新的诊治方案是现代循证医学的发展趋势。在美国，UpToDate（收费）及 E-Medicine（免费）循证医学网是每位医生医学知识更新、规范化行医的循证医学工具网。我国在此方面比较落后。目前，百度文库科普性较强，尚不能作为规范化行医的指导。丁香园专业性较强，网上公布的行业指南对规范化行医有意义，但这些指南已经是公开发表的指南，很少有专家专门撰写的综述性文章，不足以充当医生规范化行医的循证医学网。因此，我国循证医学网尚需大力加强才能适应现代循证医学和规范化行医发展的需要。

为了方便大家做循证医学的查询，现将一些循证医学网介绍如下。

（一）最新临床顾问

最新临床顾问（UpToDate）是美国建立的一个基于循证医学原则的临床决策支持系统，帮助全世界的医生在诊疗时作出正确的决策。其收录的专题综述（topic reviews），全部皆由主编和医师作者撰写，综合同行认可的（peer-reviewed）期刊再加上专业、经验和意见。权威，准确，实用，最新是最新临床顾问能够受到全球众多医务人员青睐的原因。它是美国住院医师规范化培训指定的循证医学工具网。最新临床顾问已建立中文版。

网址：http：//www. uptodate. com。

（二）科克伦系统评价

科克伦（Cochrane）系统评价是英国建立的评价人员按照统一工作手册所完成的系统评价，质量较高，国际影响力较大。目前 Cochrane 协作网主要进行一些常见病的追踪研究和系统评价。

中国 Cochrane 中心电子邮件：Cochrane@ mail. sc. cninfo. net 或 Cochrane@ mcwcums. com。

网址：http：//www. cd120. com/cochrane。

（三）电子医学

电子医学（E-Medicine）是美国的一个线上临床医学知识库，创建者为两名医生。这家公司于 2006 年卖给了 WebMD。目前是美国较流行的循证医学工具网。

网址：http：//emedicine. medscape. com 。

（四）循证医学评价

循证医学评价（Evidence Based Medicine Reviews，EBMR）是 Ovid 科技公司制作的付费数据库，以 Ovid 在线和光盘形式发表，是目前指导临床实践和研究的较好证据来源。

网址：http：// www. gethelp. library. upenn. edu/workshops/biomed/ebmr。

（五）美国国立卫生研究院卫生技术评估与导向发布数据库

美国国立卫生研究院（NIH）卫生技术评估与导向发布数据库是一个关于干预措施疗效 NIH 导向发布（NIH consensus statements）及卫生技术评估的数据库，可在互联网上查询。

网址：http：//odp. od1nih. gov/consensus。

（六）美国内科医师学会杂志俱乐部

美国内科医师学会杂志俱乐部（ACP Journal Club）是美国内科医师学会主办的双月刊。筛选和提供已出版的最佳原始研究文献和文献综述的详细文摘，并附以专家述评。

网址：http：//www. acponline. org/journals/acpjc/jcmenu. htm。

（七）循证医学杂志

《循证医学杂志》（*Evidence Based Medicine*，EBM）是《英国医学杂志》（*British Medical Journal*，BMJ）主办的双月刊，提供从 130 余种医学杂志中筛选出来的与临床实践密切相关、研究设计严格的医学文献的摘要，并附以专家述评。

网址：http：//ebm. bmjjournals. com。

（八）临床证据

《临床证据》（*Clinical Evidence*，CE）由英国医学杂志出版，针对具体的临床疾病列出有效、无效或可能有效的干预措施及其研究证据（系统评价、RCT、队列研究及其参考文献）。

网址：http：// www. bmj. com。

第六节　规范化行医的过程

每个病人都希望得到最好的医疗，每个医生都希望能拿出最佳的诊疗计划。怎样才能实现呢？只有应用循证医学规范化行医才能实现。规范化行医不但保证医疗质量，还可减少医疗纠纷、高效使用卫生资源，继而形成良好的重证据、重科学、重成效的规范的医疗体系。

一、全科医生规范化行医的基本实践过程

（一）提出临床问题

全科医生在行医过程中，一定会遇上许多问题。针对某个病人，提出有待

解决的具体的问题是规范化行医基本实践过程的开始。临床问题可分为以下三种类型。

1. 临床诊断的问题　在临床工作中，医生遇到的问题首先是"病人可能有什么病？诊断是什么？"回答这个问题需要医生的基本功：准确地描述症状，全面正确地归纳体征，选择适合的辅助检验项目，综合有关资料，运用已有的临床知识，作出初步的诊断。初步诊断使病情资料的搜集有了明确的目的和方向。初步诊断形成后，进一步获得新的资料，包括进一步检查及辅助检查。新资料可能支持，也可能不支持初步诊断，还要从不同角度进行周密的思考和推导，或对初步诊断进行补充修改，这个过程在全科临床病案讨论会上往往表现得最典型。初步诊断具有不确定性，只有取得了疾病存在的直接证据，才能算确诊。

2. 临床治疗问题　临床工作中，医生遇到的治疗问题有两方面：①"病人的病能有哪些治疗？"回答这个问题，医生需要广博的知识。医学院毕业后，医学知识主要是教科书上知识的翻版。作为执业的全科医生，必须不断学习充实自己。阅读常见病的最新指南并积极参与毕业后教育以更新和丰富全科医生临床知识。②"病人应该做什么样的治疗？"这是一个对特定的病人应该采取什么样的特定的治疗的问题。这需要全科医生掌握各种疗法的疗效及副作用，结合病人个体差异性，分析、比较各种治疗措施的优缺点，提出所有可供选择的、重要的诊疗方案。要正确判断对每一个具体的病人什么是最重要的，可以做什么，不可做什么，应该做什么。医生必须进一步详细地了解病人，考虑病人的生活质量、个性心理特征、家庭及经济状况等，从而采取一个既有科学根据，又有价值取向的最优的诊疗方案。正因为如此，所以《西氏内科学》一直都强调：医学既是一门科学，又是一门艺术。

3. 临床预后的问题　临床工作中，医生遇到的另一个重要问题是"病人的预后怎样？"预后是病人最关心的问题，也是全科医生常常需要给病人解释的问题。许多疾病的预后取决于治疗方案及病人对治疗的依从性。要尽量为病人选出最佳诊疗方案并教育病人采纳。在满足了这一前提下，再讨论预后问题。查阅疾病的最新的有关预后的循证医学数据，是回答病人关于临床预后问题的科学方法。

当全科医生医学知识不足时，可以阅读相关的文献，在阅读中提出问题。提出问题可以很简单比如高血压的诊断标准是什么？2 级高血压首选什么药？问题也可以比较复杂，比如头晕的鉴别诊断？

（二）查阅循证医学文献

全科医生带着问题，采用循证医学方法查阅文献。首先查阅相关指南。值得强调的是必须查阅最新的指南，因为医学界已达成共识，最新的医学指南是规范化行医的依据。例如要回答高血压的诊断标准是什么以及 2 级高血压首选什么药，全科医生必须查阅最新的高血压指南。然而，有的医学问题，并没有相关指南指导，全科医生不得不查阅相关的医学综述。例如要搞清楚最新的有关水肿的鉴别诊断，全科医生可查阅水肿的综述。综述首推行业中权威人士或权威机构所撰写的。如果查阅综述结果还不满意，全科医生可查阅循证医学网站。实际上，循证医学网站上登载的主要也是非正式发表的综述性文章。全科医生实际查阅循证医学的过程，常常打破上述顺序。

（三）制订诊疗计划

全科医生经查阅相关循证医学依据后，问题得到回答。按照相关循证医学依据制订出某个病人的诊疗计划。这些诊疗计划可能与教科书写的不同，也可能与传统的经验相抵触。全科医生必须以科学的态度，高度的责任感和对病人的同情心，保证其制订的规范化行医诊疗计划有利于病人。中国在此方面比较落后，医生行医常常凭经验，而这些经验可能早已被新的循证医学推翻，但医生并不知道，继续以传统的，经验性的方法诊治病人。在美国，全科医生行医必须按循证医学依据规范化行医，医疗保险系统充当监管机构。如果全科医生不按循证医学依据规范化行医，很快会收到监管机构的通知，要求全科医生学习有关循证医学文献，改进医疗质量。如果，全科医生不在规定的时间内改进，保险公司可能停止付费。中国尚缺乏有效的监管机制保证医生以循证医学为依据规范化行医。

（四）与病人沟通达成共识

"病人是医生的上帝"。全科医学强调以病人为中心的医疗，支持病人及家属积极参与医疗方案的设计及个人诊疗方案的决定，保证病人的价值指导所有的临床决定。

每个病人有特殊性及个人需要。全科医生制订的规范化行医方案应该得到病人的认可。全科医生要以病人听得懂的语言与病人沟通，详细解释规范化行医方案，告知病人相关的循证医学依据和可能存在的利与弊，让病人参与相关讨论并作出决定。如果病人有认知功能障碍不能作出决定，全科医生必须与病人的法定代言人，例如病人的家属沟通达成共识。必要时，请病人或病人的法定代言人签字同意全科医生制定的规范化行医诊疗计划。

（五）实施诊疗计划

全科医生制定的规范化行医诊疗计划经病人或病人的法定代言人同意后即可实施。病人的同意包括口头同意和书面同意两种方式。一般诊疗计划实施只需病人或病人的法定代言人口头同意就可执行。对于比较复杂或可能有争议的诊疗计划，最好获得病人书面的知情同意书。由于规范化行医方案可能与习惯的经验医疗方案不同，实施时，要注意医疗团队自身的协调。良好的沟通，包括医生与护士及医生之间的沟通是全科医生规范化行医诊疗计划顺利实施的保证。

二、应用临床路径规范化行医

(一) 临床路径的概念

临床路径（clinical pathway）是指针对特定疾病建立规范化行医的流程。临床路经以循证医学证据为指导，由相关医疗机构组织制定。临床路径比指南更简洁，易操作，针对性强，用规定的诊疗流程、规范医疗行为，降低医疗成本，提高医疗质量。

(二) 临床路径的历史

美国是医疗费用增长最快，最贵的国家之一。美国政府为了遏制医疗费用的不断上涨，1983 年以法律的形式确定了同一种诊断相关分类（Diagnosis-Related Groups，DRGs）病人均按同样的标准付费，与医院实际的服务成本无关，只有在所提供服务花费的成本低于国家标准时，医院才能盈利。在这样的背景下，1985 年波士顿新英格兰医疗中心的护士 Karen Zander 采用"临床路径"降低成本。这种方法可缩短住院天数，节约费用，达到预期治疗效果。新英格兰医学中心因此成为美国最早采用临床路径的医院。临床路径受到了美国医学界的重视，许多医疗机构纷纷效仿，不断发展，逐渐成为保证医疗质量，节约资源的规范化行医模式。

(三) 临床路径的国际趋势

由于临床路经可降低成本，保证医疗质量，简化规范化行医过程，其被许多发达国家和地区采用，逐渐形成临床路径国际化趋势。

在欧洲，20 世纪 90 年代末，英国国家卫生服务部（National Health System，NHS）提出"临床管理"（clinical governance）。临床路径的理念就是这一过程的原动力。英国因此成为最早发展临床路径的国家之一。之后，英国将其改革为"整合保健路径"（integrated care pathway，ICP），标志着英国临床路径的进一步完善。2000 年，德国政府对美国和澳大利亚临床路径进行深入的研究，制定了一套适合德国的临床路径系统。采用循序渐进的方法，在医疗体系中推行。与此同时，比利时的 8 家医院信托会启动比利时-荷兰临床路径网络（Belgian Dutch Clinical Pathway Network，BDCPW）。该项目的主要目的是支持比利时和荷兰的医院在自己的组织机构内部发展、实行并评估临床路径，开展临床路径的教育，支持多学科团队的工作，促进研究及国际合作。

在亚洲，1998—2004 年，日本 10 所国立医院建立急性期住院医疗定额支付方式，包括 270 种疾病分类，183 种定额支付方式，形成了日本的临床路径方式。1995 年，中国台湾开始建立临床路径。1997 年，中国台湾中央健康保险局实施论病例计酬制度（Case Payment System，CPS），规定某些疾病或手术必须检查的项目，控制医疗费用，维持医疗质量，形成中国台湾的临床路径方式。1996 年新加坡派专门人员到美国多家医院进行有关临床路径的理论实践和管理方面的培训，并成立了个案管理控制委员会（Case Management Steering Committee，CMSC），建立了新加坡的临床路径方式。

中国于1996 年引进临床路径概念，2009 年12 月启动临床路经应用。由原卫生部牵头，各省组织试点。到目前为止，临床路径主要在大型教学医院试点。由于中国在循证医学应用方面的不足，规范化行医模式推进较难，临床路径试点同样遭遇了许多困难。

（四）临床路径的基本实践过程

1. 内容制定 临床路径由相关机构组织专家制定，在实施过程中，对临床路径的内容和表格，如治疗、检验、饮食、活动、护理、健康教育和变异记录等方面进行评估，依据各医疗机构的情况设计具体流程。

2. 标准化医嘱 标准化医嘱是指依据某一特定病种制定出基本的、必要的、常规的医嘱。标准化医嘱与临床路径的内容相对应，相对全面化、程序化，方便实施。

3. 电脑化操作 临床路径是质量控制和经费控制的工作模式。在临床路径的实施过程中，应将某病种所需要的检查和规范的药物及治疗方法输入电脑套装化，方便操作，避免漏检或多检，从而达到质控与控费的目的。

4. 宣传教育 临床路径是多学科合作模式。在实施临床路径之前应对各专业人员进行说明，参与人员明确各自的角色和职责，沟通协调以达成共识。同时也要向社会、病人和家属说明临床路径相关内容。

5. 结果评估 在临床路径实施过程中，要对临床路径进行结果评估。结果评估项目通常包括：住院天数，再住院率，医疗费用，平均成本，医疗质量，临床效果，病人及家属的满意度，工作人员的满意度，资源的使用，并发症发生率及死亡率等。

6. 修订补充 临床路径首先要试运行。试运行中发现问题、适时修正、逐步完善，形成合理并切实可行的临床路径。临床路径的目的是为病人提供最佳的医疗，随着循证医学的更新和发展，对某病种的临床路径需要进行不断地追踪评估，及时加以修改和补充。

（五）临床路径实践的特点

临床路径一旦制定，即可投入实施，同时，要在实际应用中不断更新，不断遵循相关指南、循证医学的进展调整临床路径的实施细则，使之符合科学的发展，提供最新、最优化的诊疗方案。实施临床路径，可以加强多学科、多部门合作，保证临床路径精细化、标准化、程序化，防止随意化。实施临床路径，还需要加强病人教育，提高病人及家属参与治疗过程的主动性。临床路径实践有以下几个特点：

1. 针对性　临床路径是针对某种特定疾病的诊疗流程，如针对某个 ICD 编码对应的某种疾病或某种手术等。

2. 综合性　临床路径的制定是综合多学科医学知识的过程，包括临床、护理、药剂、检验、麻醉、营养、康复、心理、管理、法律及伦理等。

3. 时限性　临床路径的设计要依据时间流程，结合诊治效果，规定检查治疗的项目，顺序和时限。

4. 标准化　临床路径是建立一套标准化诊治模式，规范化行医，降低成本，提高质量。

（六）临床路径的意义

临床路径是相对于传统路径而实施的。传统路径是每位医师个人凭临床经验的路径。不同地区、不同医疗机构，不同医师个人针对某一疾病可能采用不同的治疗方案，其致命缺陷是无标准、难评估。临床路径可提高疾病治疗的标准化水平和可评估性。临床路径通过制订针对某个特种疾病特殊的文件、教育方案及标准化流程等，规范医疗行为、提高医疗效率、降低医疗成本及提高医疗质量。临床路径在中国实施虽然难度很大，但将对中国长期缺乏规范化行医的医疗体系产生深远的影响。

第七节　规范化行医在全科临床中的应用

一、全科医生规范化行医的基本
实践过程临床案例阐述

全科医生规范化行医的基本实践过程是全科医生应该掌握的基本功。以下举例说明。

病例　王太太，60 岁，步入某教学医院教学社区卫生服务中心。全科张医生询问病史及体检后写出以下病历。

主诉：胸痛 10 天。现病史：胸骨后痛 10 天，4/10 级，阵发性，与运动有关，持续 1 分钟左右。无咳嗽，无发热，无反酸，无嗳气。既往史：高血压，最高血压 190/120mmHg，口服络活喜，糖尿病口服拜糖平。家族史：父患冠心病，母患糖尿病。个人史：抽烟 1 包/天，20 年，偶尔喝酒少许。体格检查：生命体征：脉率 88 次/分，血压 186/108mmHg，身高 160cm，体重 70kg，BMI 27。一般情况：良好。头颅五官：无异常。颈部：颈软，甲状腺不大。心脏：心音有力，律齐，无杂音。肺部：呼吸音清，无哮鸣，无啰音。腹部：腹软，肝脾未触及，无压痛。四肢：无异常，脚无溃疡。神经精神：无异常。皮肤：无异常。辅助检查：未查。

规范行医的基本实践过程如下。

（一）提出临床问题

1. "病人可能有什么病？诊断是什么？" 张医生有一定的医学基本功，他准确地描述症状，全面正确地归纳体征，作出初步的诊断是：①胸痛；②高血压；③糖尿病。

2. 初步诊断 初步诊断提出使病情资料的搜集有了明确的目的和方向。为进一步获得新的资料，张医生开出了心电图，胸片，血常规，尿常规，血生化检查。检查结果：心电图见 $V_3 \sim V_4$ 导联 ST 段压低。胸片无异常。血常规及尿常规无异常。血生化空腹血糖 9.0mmol/L，总胆固醇 6.0mmol/L，LDL 3.0mmol/L。张医生提出关于临床诊断的问题："胸痛原因是什么？""高血压分级？""血脂正常吗？"关于临床治疗的问题："病人需要转诊吗？""降压药用得合理吗？""是否需要降脂药？"关于临床预后的问题："病人有生命危险吗？"

（二）查阅循证医学文献

张医生带着问题，打开手机上网查阅文献。查阅最新冠心病防治指南，病人应该做心肌酶及心肌损伤标记物检测，张医生所在社区卫生服务中心不能检查。查阅最新高血压防治指南，病人高血压是 3 级很高危，现处于高血压危象，符合住院降压指征。病人目前有一定的生命危险。张医生停止进一步查阅文献，马上制订当前的诊疗计划。

（三）制订诊疗计划

张医生按照相关循证医学依据制订出病人当前的诊疗计划。经解释，病人完全同意张医生的计划。首先，利用与某教学医院全科的绿色通道，病人上转到全科病房。全科病房多次检测心肌酶及心肌损伤标记物正常，心电图持续显示 $V_3 \sim V_4$ ST 段压低。糖化血红蛋白 8.0%，尿微白蛋白正常。双源 CTA 提示冠状动脉前降支狭窄 80%，病人拒绝冠脉造影。经积极降压，高血压危象得以控制，并已排除急性冠脉综合征。三天后，病人下转到社区卫生服务中心。张医生继续照顾此病人。

（四）与病人沟通达成共识

张医生进一步查阅循证医学依据（规范行医的基本实践过程每一步的顺序可根据病人的实际情况相互穿插）。查阅最新高血压防治指南，病人高血压3 级很高危，符合联合用药指征。病人有高血压合并糖尿病，应加用血管紧张素转化酶抑制剂。张医生打算增加病人的络活喜剂量并加用贝那普利。查阅糖尿病指南，病人糖化血红蛋白未达标，指南推荐二甲双胍是首选药，张医生打算给病人加用二甲双胍。查阅最新心血管病防治指南，病人符合阿司匹林预防指征，张医生打算给病人用阿司匹林。查阅最新血脂管理指南，病人有糖尿病及高血压，LDL 虽然在"正常值范围"仍然需用他汀治疗，张医生打算给病人用立普妥。张医生把治疗计划告诉病人，病人说自己经济不宽裕，希望用国产药。张医生将络活喜改为国产苯磺酸氨氯地平，立普妥改为国产阿托伐他汀，贝那普利、二甲双胍及阿司匹林都改为国产制剂。算下来，药费比从前便宜多了。病人完全同意张医生的治疗计划。

（五）实施诊疗计划

张医生的治疗方案已获病人同意。一般治疗方案实施只需病人或病人的法定代言人口头同意就可执行。张医生积极与团队医生与护士沟通，保证规范化行医方案顺利实施。张医生全面评估病人的病情，进一步查阅了有关文献，结合循证医学依据，制订出病人的全科医学诊疗计划如下。

1. 全面的整体医学诊断

（1）冠心病伴心绞痛：硝酸甘油 PRN。择期冠脉搭桥术或经皮冠状动脉介入治疗。

解读：硝酸甘油是心绞痛的特效药，必要时用（PRN）。冠状动脉前降支狭窄 80% 伴心绞痛，指南推荐冠状动脉旁路移植术也称作冠脉搭桥术（coronary artery bypass graft，CABG），也可作经皮冠状动脉介入治疗（per-cutaneous coronary intervention，PCI）放入支架。

（2）高血压 3 级很高危：苯磺酸氨氯地平 + 贝那普利。

解读：高血压 3 级很高危指南推荐首选联合用药。钙拮抗剂，如苯磺酸氨氯地平，加血管紧张素转化酶抑制剂，如贝那普利是优先推荐的联合用药方案。

（3）2 型糖尿病：国产二甲双胍 + 拜糖平，视网膜检查。

解读：2 型糖尿病，糖化血红蛋白 8.0%，指南推荐药物治疗。二甲双胍是糖尿病口服药物治疗的首选药。拜糖平的成分是阿卡波糖，是 α-葡萄糖苷酶抑制剂。病人喜欢食用碳水化合物，一直口服拜糖平，可继续服用。糖尿病病人应作眼底视网膜检查，早期发现糖尿病视网膜改变。

（4）血脂异常：国产阿托伐他汀。

解读：病人患有糖尿病，LDL 应控制在 1.8mmol/L 以下。病人 LDL 3.0 mmol/L，符合他汀治疗指征。

（5）烟草依赖：戒烟教育。

解读：烟草依赖是抽烟的规范化诊断术语（ICD-10）。抽烟首选的治疗是戒烟教育。

（6）肥胖：饮食控制，等张运动。

解读：肥胖首选的治疗是生活方式改变，其中饮食控制和等张运动是主要的治疗方法。

（7）脑卒中很高危：阿司匹林。

解读：病人患高血压3级很高危，并发冠心病和糖尿病，属脑卒中很高危人群，指南推荐阿司匹林预防缺血性脑卒中。

2. 预防接种　肺炎疫苗，流感疫苗。

解读：病人患慢性病包括糖尿病、高血压、冠心病，免疫功能降低，应接种肺炎疫苗，流感疫苗。

3. 健康维持　乳房钼靶摄像，宫颈抹片，结肠镜，骨密度检查。

解读：40岁以上妇女，应该做乳房钼靶摄像筛查乳腺癌，每年一次，连续进行。30~65岁应做宫颈抹片+人类乳头状病毒检查每五年一次。50岁以上，男女都应做乙状结肠镜每五年一次或结肠镜每十年一次。女性绝经后应该做骨密度检查筛查骨质疏松。

以上举例介绍了全科医生规范化行医的基本实践过程。全科医生可参照此案例对其他临床问题进行练习。练习时要注意灵活运用，时间穿插，提高效率。在全科医生规范化培训时，规范化培训的全科医师需反复训练规范化行医的基本实践过程，养成规范化行医的习惯，为未来的行医生涯奠定规范化的基础。

二、全科医学科应用临床路径规范化行医

全科医学有自己的常见病症。规范化诊治全科常见病症是全科医生的职责。为了提高全科常见病症的规范化诊治质量，全科医学科也可运用临床路径。在全科医学科制定临床路径应强调全科医学的特点，按照临床路径的基本实践过程规范诊疗流程。以下简要介绍临床路径在全科医学中的实践过程。

（一）内容制定

全科主任选出1~2名主任医师、2~3名主治医师成立全科医学临床路径组。选定全科常见的病症，分配任务，查询相关循证医学依据。临床路径组查询相关指南，首先采用指南推荐诊疗方法。如果没有相关指南，应该查新发表的综述，也可查阅可靠的循证医学网，例如 UpToDate，E-Medicine，Cochrane 等。临床路径内容制定后，报伦理委员会通过，主管部门同意。

（二）标准化医嘱

标准化医嘱包括规范的辅助检查项目如血常规、尿常规、血生化、血脂、心电图等和规范的药物及治疗方法。标准化医嘱与临床路径的内容相对应。

（三）电脑化操作

选定病症所需做的检查输入电脑，形成程序化电子检查单。选定病症所需

规范化用药及治疗方法输入电脑，形成电子处方。

（四）宣传教育

针对医务人员制定临床路径说明书，针对病人和家属印发临床路径科普宣传资料。

（五）结果评估

制定全科医学质量评估指标，包括医疗诊治指标、效果效益指标、病人满意度指标及卫生经济指标等。

（六）修订补充

根据选定病症的预防、治疗及康复，制定程序化的随访及管理。随着循证医学的更新和发展不断修改和补充。

第三篇

全科医学基本任务论

全科医学作为独特的学科有其自身的使命，这就是全科医学的三项基本任务。这三项基本任务是密切联系，互相交叉，不可截然分开的。因此，把这三项基本任务合称为新"三位一体"。全科医学的三项基本任务将分章讨论。然而，每一章只是在不同的角度讨论全科医学的基本任务，全科医学的基本任务实际是一个三位一体的整体。

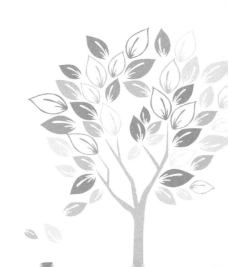

第七章

基本医疗保健

第一节 基本医疗保健的历史

一、社区导向的基本医疗保健的提出

1920—1930 年，魏尔．皮克尔（Will Pickles）在英国的村庄用流行病学的方法提高了他的全科医疗。他写了一本书——《流行病学》，第一次描述了社区导向的基本医疗保健（community oriented primary care，COPC）。1942—1945 年，森蒂．卡尔克（Sydney Kark）以流行病学，社会心理学，基础科学为基础在南非建立了他的医疗点，提出了社区导向的基本医疗保健的概念。然而，魏尔·皮克尔和森蒂·卡尔克提出的社区导向的基本医疗保健当时并未被主流派医学接受。

二、基本医疗保健的发展

怀特及同事 1961（White et al.，1961）年在《医疗生态学》（*The Ecology of Medical Care*）中强调了基本医疗保健（primary care）的概念。怀特举例，一个月内 1000 个成人中有 750 人生了病，其中 250 人找了医生，只有几个看了专科。怀特认为这 250 人接受了基本医疗保健。怀特还强调基本医疗保健也包括对全体人群的健康促进及疾病预防。

20 世纪 60 年代，基本医疗保健服务在美国出现。1962 年美国大学与社区合作，建立基本医疗保健诊所。1964 年美国国会建立了联邦医疗计划（Medicare）和贫困扶助计划（Medicaid），基本医疗保健服务纳入报销，并建立政府资助的社区健康中心（community health centers）。医院设置基本医疗保健科（department of primary care）提供基本医疗保健服务（primary care services）。当时提供基本医疗保健服务的医生主要是普通内科医生（general internist）。其

他西方发达国家也先后建立了自己的基本医疗保健服务体系。同时代，西方发达国家经历了全科医生运动（the movement of generalists），要求支离破碎的专科化医学回归。从此，基本医疗保健进入了医学的主流。

三、家庭医学的诞生

1969 年，为了强调基本医疗保健，美国新设一个专科——家庭医学（family medicine，family practice）。家庭医学起源于通科。由于二次世界大战以来专科化医疗日益昌盛，Willard 和 Millis 认识到需要一种医生掌握全人照顾和协调专科的能力，两人在 1966 年提倡建立一个有别于普通内科的新型住院医生规范化培训专业。1969 年，上述新型专科以"家庭医学"为名建立起来。

四、阿拉木图宣言

1978 年国际基本医疗保健会议在阿拉木图召开（international conference on primary care took place at Alma Ata）。发表了有关基本医疗保健的《阿拉木图宣言》（Declaration of Alma-Ata on Primary Care）。《阿拉木图宣言》明确了其所追寻的价值观：社会公正和人人享有更佳健康的权利，参与及融合。《阿拉木图宣言》掀起了一个"基本医疗保健运动"。基本医疗保健聚焦在健康与预防，健康促进，连续性和综合性医疗保健，横向联系及社区参与。世界卫生组织（The World Health Organization，WHO）积极推动国际基本医疗保健服务模式，并于 2008 年世界健康报告中提出：基本医疗保健过去重要现在更重要（primary health care-now more than ever）。

五、基本医疗保健服务模式的进展

基本医疗保健服务模式在 20 世纪 70 年代开始盛行。除了提供急性病治疗，还提供慢性病管理和卫生防疫的义务，并整合了行为医学和生物-心理-社会医学模式。直到 20 世纪末，基本医疗保健服务主要是医生个体在门诊进行的，提供基本医疗保健服务的医生被称为基本医疗保健医生（primary care physician，PCP or primary care doctor，PCD）。

1998 年，美国医学研究所医疗质量委员会（The Institute of Medicine Committee on the Quality of Care）发表了一篇具有影响力的报告——《跨越质量鸿沟：21 世纪新医疗系统》（Crossing the quality chasm：a new health system for the 21st century）。这一报告警示医疗保健系统亟须变革，将诊所的个体医疗转变为团队服务，针对固定的病人群体在高级信息系统的帮助下提供基本医疗保健服务，体现连续性、协调性、以病人为中心、以循证为基础、高效、平等和安全。2005 年，Ostbye 等作出估计，如果一名基本医疗保健医生不依靠团队，而仅靠一己之力，每天至少需要 18 小时才能为一组病人提供高质量医疗服务，这实际是不可能的。

为了建立优质的基本医疗保健团队服务，提出了许多建议，其中一项重要建议是建立"以病人为中心的医学之家"（PCMH）的新模式。以病人为中心的医学之家设想通过团队最佳服务，提高医疗效率和质量。2007 年，罗伯特·格雷厄姆中心（Robert Graham Center）发表文章，对以病人为中心的医学之家的特征进行更加深入的阐述。以病人为中心的医学之家是一种新型的全科医生领导的医疗团队服务模式。PCMH 追求更好的健康、更优质的医疗服务、更低的成本三位一体的目标。以病人为中心的医学之家取得的成功，不但影响了美国，也扩散到了西方发达国家，逐渐成为现代基本医疗保健的前沿服务模式。

第二节　基本医疗保健的概念

一、基本医疗保健的特性

（一）普遍性

普遍性是基本医疗保健的第一个特性。基本医疗保健是由基本医疗保健提供者每天向广大人民群众提供的医疗保健服务。一般来说，基本医疗保健提供者在医疗体系中是病人的首诊医务工作者，提供基本的医疗服务，并在病人需要的时候协调专科服务。通常，基本医疗保健提供者就是通科医生（general practitioner）或家庭医生（family physician），他们因此被称为基本医疗保健医生，是医疗体系中最为普遍的医生。世界卫生组织把基本医疗保健作为医疗系统普遍存在的基础。基本医疗保健涉及最普遍的医疗保健人群，包括所有的年龄、性别、社会经济条件、地理位置、急性和慢性的病人，涉及生物、心理及社会因素所致的临床表现以及各种各样的疾病。因此，基本医疗保健提供者必须拥有多领域的普遍性知识。

（二）连续性

连续性是基本医疗保健的又一个特性。在基本医疗保健中，病人通常会找同一个医生做常规的检查、诊断、治疗及预防保健，当病人遇到新的健康问题时，他们与同一个医生商量。这就保证了医患关系的连续性。根据病人的需求，基本医疗保健提供者介绍病人去专科会诊，有的放矢地整合专科医疗，为病人提供高质量、全方位的连续性医疗服务。常见的慢性病需要连续性的管理，慢性病的管理通常由基本医疗保健服务提供，例如，高血压、糖尿病、高脂血症、心绞痛、哮喘、慢阻肺、忧郁及焦虑症、腰痛、关节炎、甲状腺功能异常等。

（三）综合性

综合性是基本医疗保健的第三个特性。基本医疗保健是全科医生提供的综合性临床服务。Bazemore 等的研究探讨了基本医疗保健服务综合性对医疗成本的影响，结论是基本医疗保健服务的范围越广、综合性越强，医疗费用人均支出越低。全科医生提供的综合性基本医疗保健服务可有效地节约医疗成本。Peterson 卫生保健服务中心的一项近期研究结果同样表明，能够体现基本医疗保健服务价值并节约医疗成本的特征为服务范围更广、综合性更强的服务，而不是将病人轻易转诊给专科医生。Starfield 提出综合性是基本医疗保健基本功能特性，是吸引全科医生从事这个专业的动力。

应该从全科医生团队执业实践性质，开展针对综合性基本医疗保健服务的研究。全科医生应该随时自评综合性临床服务，客观评价综合性基本医疗保健对实现更健康、更优质、更经济医疗目标的作用。实现基本医疗保健服务的综合性，首先必须强调全科住院医生的综合性临床能力培训。综合性基本医疗保健服务应该得到经济补偿和支持，使全科医生及其团队能够全身心地投入到提高医疗质量、降低医疗成本的综合性基本医疗保健服务中，体现出其对整个医疗体系的价值。基本医疗保健综合性临床服务在现代的"以病人为中心的医学之家"模式中尤为突出。

二、基本医疗保健的相关定义

（一）基本医疗保健的定义

美国家庭医生学院（American Academy of Family Physicians AAFP）为基本医疗保健作了以下三层意思的定义：①基本医疗保健是由特殊培训过的医生提供，这些医生能得心应手地为未分化病人（undifferentiated patient）提供综合性的首诊及连续性医疗服务。未分化病人是指病人有未诊断的体征、症状、或不局限于病因（生物、行为、或社会）、器官系统的健康问题。②基本医疗保健包括健康促进、疾病预防、健康维持、健康咨询、病人教育，并在各种各样的医疗服务条件下（例如诊所、住院部、重症监护室、长期治疗部、家庭病房、日间病房等）诊断和治疗急性和慢性疾病，基本医疗保健由个人的医生提供和管理，常常与其他医务人员合作，适当的时候采用会诊或转诊。③在医疗体系中，基本医疗保健通过协调其他医疗服务，为病人提供性价比高的医疗建议，基本医疗保健促进与病人的有效沟通，并鼓励病人作为医疗保健的合伙人。

以上定义比较全面地定义了基本医疗保健。韦氏医学字典对基本医疗保健的定义是：病人的医学之家（medical home for a patient），理想地提供连续性和融合性的医疗保健。此定义非常简明，但把握了基本医疗保健的实质，可谓画龙点睛。

（二）基本医疗保健服务的定义

基本医疗保健服务也有三层意思的定义：①作为病人进入医疗系统的第一个切入点及所有医疗服务的连续性集聚点，向病人提供个人医生，或当个人医生不在时提供替代医生；②提供健康促进、疾病预防、健康维持、健康咨询、病人教育、诊断和治疗急性和慢性疾患，他们的诊治可以在各种各样的医疗条件下（例如诊所、住院部、重症监护室、长期治疗部、家庭病房、日间病房等）；③满足未分化病人的需求，绝大多数的病人问题和需求，通常位于社区，有利于维持各种各样的专科和医疗机构会诊和转诊，其构成可能包括医生和非医生医务人员组成的团队。

（三）基本医疗保健医生的定义

基本医疗保健医生是一种特别的专家，他们为未分化病人提供特定的医疗保健，从首诊开始，持续负责，为病人提供综合性医疗保健。他们可能来源于普通医学、家庭医学及普通儿科学专家，他们的服务既可在病房也可在门诊，包括慢性、预防性和急性医疗。基本医疗保健医生必须经过特殊培训才能提供综合性医疗保健服务，这种特殊培训是通过住院医师规范化培训和全科医学专科医生培训实现，包括急性和慢性医疗培训。

基本医疗保健医生主要的服务时间用于为确定的病人人群，提供基本医疗保健服务。基本医疗保健服务的风格就是个人的基本医疗保健医生作为入口，进而满足病人一切的医疗保健需求——不仅限于问题的起因、器官系统、或诊断。基本医疗保健医生是病人的代言人，协调使用整个医疗体系为病人服务。

（四）非基本医疗保健医生提供基本医疗服务的定义

未接受普通医学、家庭医学或普通儿科学培训的医生有些时候也可能提供通常由基本医疗保健医生提供的基本医疗保健服务。这些医生可能聚焦在特殊病人的医疗需求，这些需求与预防、健康维持、急性医疗、慢性医疗或康复相关。然而，这些医生不能提供综合性、首诊及连续性医疗服务。

非基本医疗保健医生提供某些基本医疗保健服务，对特殊病人的需要可能重要。但是，由于缺乏基本医疗保健系统培训，他们需要保持与系统培训过的基本医疗保健医生密切配合、随时会诊。有效的基本医疗保健体系可能利用非基本医疗保健医生作为基本医疗保健医生的医疗团队成员，维持医疗团队的功能性负责制，向病人提供综合性、连续性的医疗保健。

（五）家庭医学的定义

美国家庭医生学院（American Academy of Family Physician，AAFP）对家庭医学的定义是：家庭医学（family medicine）是一种为个人和家庭提供连续性（continuing）、综合性（comprehensive）医疗保健的医学专科（medical specialty）。它是一个整合生物、临床和行为科学广博知识面的专科。家庭医学的范围（scope of family medicine）包括各种年龄、性别、器官系统和疾病。

维基百科全书（*Wikipedia*）对家庭医学的定义是：家庭医学，从前称为家庭实践（family practice），是一个致力于各种年龄人群综合性医疗保健的专科。该专科的医生被称为家庭医生（family physician or family doctor）。在欧洲，这个专业归类为通科（general practice），置业者被称为通科医生（General Practitioner，GP）。此名强调该专科的整体属性（holistic nature），并扎根于家庭。它是一个基本医疗保健的学科，为个人和家庭，包括各种年龄、性别、疾病和身体部位，提供连续性和综合性的医疗保健。它基于在家庭和社区的环境中对病人的了解，强调疾病预防（disease prevention）和健康促进（health promotion）。按照世界家庭医生组织（World Organization of Family Doctors，WONCA）的理念，家庭医学的目的是在家庭和社区的环境中向个人提供个体化、综合性及连续性的医疗保健。该学科的实践价值观点通常被称为基本医疗保健伦理学（primary care ethics）。

美国家庭医生学院意识到，家庭医生提供的服务通常被认为是基本医疗保健。然而，基本医疗保健（primary care）和家庭医学（family medicine）是不能互换的。基本医疗保健并没有全部描述家庭医生的工作，也不完全符合家庭医学实践。同样，基本医疗保健科也不能替代家庭医学科的功能。

第三节 基本医疗保健运作机制

基本医疗保健是全科医生的重要任务。如果从宏观医疗体系的角度，基本医疗保健是一个现代医疗运作体系。分析这个体系的运作机制，理论上把基本医疗保健分为结构、过程和结果三个部分，被称为基本医疗保健三复合水平（three complex levels）。基本医疗保健三复合水平是研究基本医疗保健运作机制的基础理论。为了让全科医生了解自己工作的宏观重要性，在此提纲挈领地介绍基本医疗保健三复合水平。

一、基本医疗保健的结构

（一）管理

基本医疗保健的结构首先是基本医疗保健的管理（governance）。医疗卫生的目的是基本医疗保健的管理目标，因此，每个国家有自己独立的管理目标。虽然，各国医疗卫生的目的可以有差异，但基本医疗保健的管理机构通常应该管理以下内容。

1. 进入平等　医疗卫生主管部门应该制定政策确保每个人能平等进入基本医疗保健服务。国民平等进入基本医疗保健服务体系通常作为发达国家文明程度的体现。

2. 合理布局　合理布局基本医疗保健服务，体现集中性与弥散性相结合，保证人人享有基本医疗保健。欧洲国家政府医疗卫生主管部门对基本医疗保健的布局实行指导布局。美国主要依赖市场调节，合理布局。

3. 基础设施　基本医疗保健基础设施应该有质量保证。对建立基本医疗保健服务点应该有制度管理，准入标准，现场考察。基础设施不合格的基本医疗保健服务点不批准开业，已开业的应该关闭。

4. 适宜技术　适宜技术是指实用而便宜的技术。鼓励基本医疗保健服务采用适宜技术，而不是高、精、尖技术。基本医疗保健适宜技术的管理应该与绩效挂钩。

5. 病人利益　基本医疗保健是否代表病人的根本利益是医疗卫生主管部门对基本医疗保健提供者的重要考核标准。"以病人为中心"是基本医疗保健的服务宗旨。基本医疗保健始终都应该把病人利益放在首位。

6. 所有制状况　基本医疗保健服务的所有制状况可以根据不同国家和地区的实际情况而定。基本医疗保健服务一般允许多种所有制状况共存，管理中对不同的所有制状况制定不同的绩效考核方案。

7. 整合作用　加强基本医疗保健在医疗卫生体系中的整合作用。协调临床各专科向病人提供整合的医疗保健服务。全科医生和专科医生间实现双向转诊。

（二）经济条件

经济条件（economic conditions）是基本医疗保健的结构要素之一。在理想的管理状况下，经济条件是基本医疗保健的决定性构成因素。基本医疗保健的经济条件通常由以下单元组成。

1. 国内生产总值　国内生产总值（gross domestic product，GDP）是指一个国家（或地区）所有常驻单位在一定时期（例如一年）内生产的所有最终产品和劳务的市场价值，是衡量一个国家（或地区）总体经济状况的指标。GDP 增高可以带动医疗卫生行业发展。

2. 医疗卫生费　医疗卫生费是在一定时期（例如一年）内，医疗卫生事业为提供医疗卫生服务所耗费的经济资源。通常用医疗卫生费占 GDP 百分数来衡量一个国家对医疗卫生事业的重视程度。

3. 基本医疗保健费　基本医疗保健费是医疗卫生费中用于基本医疗保健服务的花费。基本医疗保健服务是医疗卫生服务中性价比最高的服务。一般投入到基本医疗保健的费用占医疗卫生费用比例高的国家（或地区）人民健康水平较高。

4. 雇佣状况 基本医疗保健医务人员的雇佣状况每个国家（或地区）不尽相同。雇佣状况可以多种多样，保证基本医疗保健服务队伍的稳定，全科医生获得与其他专科医生同等的收入是关键。

5. 绩效工资 绩效工资可以调动基本医疗保健医务人员的积极性，提高基本医疗保健服务质量。绩效工资应该由基本医疗保健的付费方制定。

6. 总收入 总收入是指全部经济收入的总和。基本医疗保健医务人员的总收入不能低于医疗卫生事业医务人员的平均总收入。

（三）工作人员

工作人员（workforce）是基本医疗保健的结构要素。在同等的管理和经济条件下，工作人员是基本医疗保健的重要结构要素。工作人员要素由以下结构单元组成。

1. 基本情况 基本医疗保健工作人员的基本情况是指他们的年龄、性别、工作经验、健康状况等。

2. 认证和置业 基本医疗保健工作人员的工作资格必须得到相关机构的认证，并办理置业许可。每个国家（或地区）根据自己的需要制定相关的法规。

3. 教育和留用 基本医疗保健工作人员必须取得准入行业的教育，例如，全科医生资格应该是医学院毕业后经过住院医师规范化培训才能获得。进入行业后，还必须接受继续医学教育才能留用。

4. 职业协会 基本医疗保健工作人员的职业协会主要起职业维权和行业推动作用。鼓励全科医生参与职业协会，例如，医学会，医师协会等，有利于基本医疗保健的行业发展。

5. 学术状况 基本医疗保健学科学术状况是指与基本医疗保健相关的学科，例如，家庭医学、整体整合医学、普通医学等学科的学术状况。这些相关学科的学术发展会带动基本医疗保健的行业发展。

6. 职业前景 基本医疗保健工作人员的职业前景是他们从业以后，自己的发展前途。良好的职业前景是吸引优质人才进入基本医疗保健行业的重要因素。

二、基本医疗保健的过程

（一）入口

进入基本医疗保健的入口（access）是基本医疗保健过程的第一步。为了保证基本医疗保健进入口通畅有序，应做好以下几点。

1. 可用性 基本医疗保健服务的可用性（availability）是指基本医疗保健

服务存在并可使用。这种可用性是针对一个国家（或地区）绝大多数人口所居住的地方有可使用的基本医疗保健服务提供。

2. 可及性　基本医疗保健服务的可及性（acceptability）是指进入基本医疗保健的入口较容易。比如，手续简单、无特殊要求、服务时间方便、服务地点方便、周末服务等。

3. 可购性　基本医疗保健服务的可购性（affordability）是指病人有能力支付，买得起。基本医疗保健服务的可购性决定了其服务应该价格不贵，性价比高。

4. 利用性　基本医疗保健服务的利用性（utilization）是指病人有效利用基本医疗保健服务。良好地利用基本医疗保健服务需要保持其入口通畅。

5. 平等性　进入基本医疗保健服务的平等性（equality）是发达国家对基本医疗保健的要求，是人人享有基本医疗保健权力的体现。

（二）连续性

连续性（continuity）是基本医疗保健过程的重要部分。基本医疗保健的连续性主要体现在以下三个方面。

1. 纵向连续性　基本医疗保健纵向连续性是指基本医疗保健服务对人的照顾要从出生到临终关怀，终身服务。全科医生与病人建立长久的医患关系。一个病人只需要有一个全科医生。一个病人一生中可能有一个以上的全科医生。有两种情况更换全科医生是合理的。一是病人对自己的全科医生不满意，主动更换全科医生；二是全科医生因疾病、退休或死亡不能继续为病人提供服务。

2. 信息连续性　基本医疗保健信息连续性是指健康档案、医疗记录、检查结果等信息数据是连续的，永久保存的。在基本医疗保健医务人员的管理下，病人的医疗文件全部可以被医疗系统内各专业医务人员使用。

3. 相关连续性　基本医疗保健相关连续性是指基本医疗保健协调各专科为病人提供连续性医疗。这种相关连续性医疗也被称为无缝医疗（seamless care）。相关连续性医疗保证病人进入医疗体系后得到整体、整合的医疗服务。在全科医生的协调下，各专科及各种医疗服务成为相关连续性医疗链上的功能区。

（三）协调性

协调性（coordination）是基本医疗保健过程的又一重要成分。这种协调性主要依靠以下手段实现。

1. 守门人　全科医生作为基本医疗保健提供者是医疗系统的守门人，是病人的首诊医生。一般医疗保健问题全科医生有能力处理。当病人需要专科医疗时，全科医生开介绍信给病人去专科会诊。

2. 团队服务 现代基本医疗保健服务是全科医生领导的团队服务。团队成员各司其职，协调病人的医疗保健。

3. 综合性医疗技能 全科医生作为基本医疗保健提供者具有综合性医疗技能。这种综合性医疗技能帮助全科医生有效协调各种治疗。

4. 专科整合 基本医疗保健服务常常与专科医疗整合，全科医生作为基本医疗保健提供者协调各专科，形成高质量的整体整合医疗。

5. 公卫整合 基本医疗保健常常与公共卫生整合，全科医生作为基本医疗保健提供者，协调公共卫生人员，产生医疗卫生防治一体的整合效应。

（四）综合性

综合性（Comprehensiveness）也是基本医疗保健过程的重要成分。这种综合性临床服务主要体现在以下几方面。

1. 医疗设备 基本医疗保健服务可用多种医疗设备。这些设备多数简单、容易操作、种类繁多、大小不一、原理各异，难以归类为某个专科的设备。例如、血糖仪、心电图机、骨密度仪、尿常规仪、消毒设备、手术器械、检耳镜、检眼镜等。

2. 首诊服务 基本医疗保健负责首诊服务。首诊的病人可能是因常见的健康问题就诊，也可能是复杂的问题就诊。全科医生必须具备综合性医学知识，综合判断首诊病人的情况。一般的医疗问题，全科医生有能力处理，需要专科服务的，应该即时开通转诊。

3. 诊疗计划 基本医疗保健推崇整体医学服务理念。全科医生的诊疗计划要求对病人进行全面的诊断并拟定各种诊断对应的处理。这是综合性的临床思维过程。

4. 医疗技术操作 基本医疗保健包括各种各样的医疗技术操作。这些医疗技术操作是综合性的、常用的。

5. 健康促进 基本医疗保健有健康促进（health promotion）的职责。综合性健康教育、临床预防是全科医生健康促进的方法。基本医疗保健与基本公共卫生相结合，形成防治一体的服务，有利于健康促进。

三、基本医疗保健的结果

（一）质量

基本医疗保健的结果最为重要的是质量（quality）。从总体而言，基本医疗保健可以提高医疗质量。基本医疗保健本身的质量至关重要。以下是评判基本医疗保健质量的要点。

1. 处方质量 全科医生作为基本医疗保健提供者，其处方行为必须规范。除处方格式需要规范外，更重要的是，要求全科医生的处方以最新指南为依据。超指南的用药应该有循证医学依据。

2. 诊疗质量　基本医疗保健诊断和治疗的质量应该以整体医学、整合医学、循证医学等原则制定评价标准，进行评定。

3. 慢性病管理质量　基本医疗保健服务包括慢性病管理。连续性是慢性病管理的关键内容，定期随访复诊尤为重要。采用临床路径、规范慢性病管理流程可提高慢性病控制率，降低慢性病并发症，提高慢性病管理质量。

4. 心身医疗质量　基本医疗服务包括常见心身疾病和心理疾病的防治。全科医生应该具备心身医学知识。在躯体疾病单用躯体治疗不佳时，考虑心身疾病，例如，消化性溃疡、哮喘、心律失常等。对常见心理疾病，如忧郁症、焦虑症、躯体形式化障碍等，规范化诊治。

5. 健康促进质量　健康促进是促使人们维护和改善他们自身健康的过程。基本医疗保健有责任开展健康促进。基本医疗保健的健康促进质量评定主要根据健康教育开展情况。

6. 预防保健质量　预防保健是基本医疗保健的功能之一。基本医疗保健服务中预防保健质量主要根据疫苗接种、常规筛查及临床预防等执行情况评定。

（二）效率

效率（efficiency）是基本医疗保健的重要结果。基本医疗保健系统地提高了医疗体系的效率。基本医疗保健提高医疗效率主要体现在以下三方面。

1. 性价效率　性价效率是资金投放与产出的效率，实际就是性价比。基本医疗保健是性价比高的医疗保健服务。

2. 技术效率　技术效率是指技术含量的投放与产出的效率。基本医疗保健鼓励适宜技术，不是高、精、尖技术，技术含量相对不高，但可获得高质量的医疗保健。

3. 工作效率　工作效率是指人力的投入与产出的效率。在全科医生领导下，基本医疗保健医务人员各司其职，高效服务，极大地提高了医疗保健服务的工作效率。

（三）平等

平等（equality）是基本医疗保健的重要结果。基本医疗保健发达的国家，通常人人享有基本医疗保健。基本医疗保健促使人类平等健康的理想实现。

以上分析了基本医疗保健体系的结构、过程和结果三复合水平运作机制。我们从分析中可以得出这样的结论：基本医疗保健系统可以被定义和理解为一个多维空间系统，以管理、经济条件和基本医疗保健工作人员发展为结构，方便病人进入医疗保健服务，并以协调的和连续的方式有效利用资源，提供高质量的综合性医疗保健服务。基本医疗保健系统是引导医学系统在理想的功能状态下运作的软件。

第四节 基本医疗保健的价值

基本医疗保健是建立强健的医疗卫生体系的基础，可有效保证健康的结果和健康的平等。尽管全世界的资料均证实基本医疗保健是医疗卫生体系的至关重要的成分，基本医疗保健与专科医疗的不平衡在很多国家出现。特别是中国，基本医疗保健医生——全科医生，严重匮缺，仅占医生比例的 6%（理想的比例是 50% 左右）。各种高新技术的发展，医疗保险政策向专科医疗倾斜是造成这种不平衡的原因。然而，最重要的原因是对基本医疗保健的真实价值认识不清。以下综述了基本医疗保健在医疗体系中的价值。

一、基本医疗保健提高健康水平

基本医疗保健理应成为重要的医学专科因为基本医疗保健提高健康水平。各国的资料均显示增加基本医疗保健服务的数量和质量使人群更健康。世界各国的医疗改革都在强化基本医疗保健，得到更好的医疗卫生结果。基本医疗保健提高健康水平可能有以下几点原因。

（一）入口容易

基本医疗保健使人们更容易进入医疗卫生服务，及时解决健康问题。基本医疗保健服务通常设备要求不高，在各种条件下，都可建立服务点。同时，全科医生领导的团队服务，时间伸缩性强，方便病人就诊。

（二）医疗合理

基本医疗保健使医疗更为合理。全科医生有能力解决一般健康问题、处理普通疾病、管理慢性病等，减少不必要的专科诊疗，病人得到更好的照顾，疾病得到更好的控制。

（三）防治一体

基本医疗保健是防治一体的临床服务。在治疗过程中，采取各种预防措施，预防疾病。个体化的预防接种服务，提高人群抗病能力。开展常规筛查，早期发现严重危害健康的疾病。早诊断未分化病，实施临床预防。

（四）健康促进

健康促进是基本医疗保健的职责。健康教育是基本医疗保健团队服务的重要内容和考核指标。除此之外，基本医疗保健机构还可以通过健康呼吁、改善环境的建议等方法促进健康。

二、基本医疗保健提高医疗质量

研究证实，基本医疗保健可以提高医疗质量。世界各国的资料显示，基本医疗保健在许多方面提高医疗质量。医疗质量的提高可能与以下因素有关。

（一）连续性

基本医疗保健服务是连续性的医疗保健服务。在这种连续性的服务之中，医生对病人的病情更为了解，医疗更为及时。开通与专科及医院的双向转诊，使病人得到相关的连续性医疗。

（二）协调性

基本医疗保健协调各专科提高医疗系统的运作质量。需要专科医疗时，全科医生协调，医疗服务无缝连接，医疗质量大幅度提高。

（三）综合性

基本医疗保健提供综合性临床服务。人的健康问题常常是综合性的问题。全科医生综合性的临床思维可提出全面整体的全科诊疗计划，有的放矢开展必要的检查，遵循指南及循证医学证据制订治疗方案，避免过度诊断和过度医疗。

（四）健康档案

基本医疗保健把建立病人的健康档案看成自己工作的重要内容。健康档案建立后，病人每次就诊，都有医学记录更新，其他专科及医院也可使用，实现医学信息共享，避免重复检查和重复用药，提高诊断和治疗质量。

（五）慢性病管理

基本医疗保健包括慢性病管理。慢性病是现在威胁人类健康的主要疾病。慢性病最有效的治疗不是高、精、尖的技术，而是连续性的管理。发达国家通常把慢性病管理放在基本医疗保健服务中，实行全科医生责任制管理，有效地提高了医疗质量。

三、基本医疗保健降低医疗费用

过度专科化医疗，后果常常是增加了重症、昂贵及侵入性医疗服务，必然也增加了医疗费用。专科高新技术的发展也抬高了医疗费用。世界各国的资料表明，基本医疗保健可显著减少人均医疗费用。基本医疗保健减少人均医疗费用的途径有以下几方面。

（一）减少操作

基本医疗保健减少了不必要的诊断或治疗操作。基本医疗保健强调以病人为中心，尽量避免有创性操作和造成病人不适的操作。全科医生主要依靠病史和体检，综合性临床思维诊治病人。

（二）减少检查

基本医疗保健服务设备比较简单，全科医生通常比专科医生开的检查单少，避免不必要的检查。全科医生诊断疾病主要依靠临床思维，而不是检查报告。

（三）减少急诊

基本医疗保健服务方便病人就诊，即使病人因种种原因不能来基本医疗保健服务点就诊，他们也可以通过电话与自己的全科医生联系、咨询，大幅度减少盲目急诊。

（四）减少住院

基本医疗保健服务与病人建立长久的医患关系。全科医生对病人情况更为了解，病人一旦生病，常常可以在基本医疗保健服务机构得到早期诊断和早期治疗，大幅度减少住院人次。

（五）减少重病

常规预防措施如癌症筛查、戒烟治疗、生活方式教育等减少了严重疾病的发病率，间接减少了人均医疗费用。

四、基本医疗保健促进平等健康

研究表明，基本医疗保健使人群健康趋于平等。基本医疗保健服务平等分布，人群健康也会平等分布。这种平等分布不受经济收入的影响。Shi 和 Starfield 的研究证实，基本医疗保健医生的数量增加是降低死亡率的独立因素，不受社会经济状况影响。基本医疗保健促进平等健康可能与以下因素有关。

（一）入口开放

基本医疗保健的入口不仅仅向经济条件好的人口和地区开放，也向边远地区、少数民族及贫困人群开放。基本医疗保健服务设备要求简单，各地、各种人群都可建立。

（二）均质服务

基本医疗保健可提供均质性的医疗保健服务。基本医疗保健服务的要素不受经济情况的限制。医疗行政管理部门可以采用政策导向，鼓励基本医疗保健人力资源向经济不发达区发展。

（三）防治一体

基本医疗保健防治一体的服务模式使人群健康水平普遍提高。享有基本医疗保健的人，不论男女老少、贫穷富裕、国家地区，都可得到有效的疾病预防和治疗。

五、基本医疗保健延长寿命

虽然基本医疗保健延长寿命的直接证据较难获得，但大量间接资料足以证实基本医疗保健可以延长寿命。

（一）影响健康与长寿的因素

世界卫生组织报告指出，健康与长寿取决于下列因素：自我保健占 60%，遗传因素占 15%，社会因素占 10%，医疗条件占 8%，气候因素占 7%。显然影响健康与长寿的主要因素是自我保健。报告十分强调加强健康教育和健康保护，提倡自我保健。这种新观念要求人们把注意力由偏重于治疗转向积极地预防和保健。这也是世界卫生组织呼吁各国加强基本医疗保健的原因。由于预防保健本身就是基本医疗保健的服务内容，基本医疗保健延长寿命的论断毋庸置疑。

（二）慢性病防治

当今世界，慢性病是人类的第一杀手。据统计，80% 以上的人类死亡由慢性病导致。基本医疗保健服务包括慢性病管理，能有效提高慢性病的防治质量。大量研究证明，人类常见慢性病，例如高血压、糖尿病、冠心病等，经基本医疗保健医务人员的管理，控制率成倍提高。基本医疗保健对慢性病防治的贡献，必然影响人类的平均寿命。

第五节　中国基本医疗保健的现状

基本医疗保健是发达国家医疗系统的基石。中国作为东方巨人正在向现代化迈进，但基本医疗保健相对落后，还有许多地方需要不断调整完善。

一、中国对基本医疗保健的理解

造成中国基本医疗保健落后的原因有很多，其中理解基本医疗保健不够准确可能是重要的原因。

（一）中文的丰富多彩使基本医疗保健的翻译难以准确

Primary Care（Primary Health Care）在几乎所有中文医学卫生文献中被翻译成"初级卫生保健"或"初级护理"。这里的 Primary 更确切的翻译是"基本的"，意思是最重要的，最根本的。"初级的"容易理解为水平较低的，技术较差的。Care（Health Care）定义为"由经过培训和领取执照的专业人员对疾病进行治疗和预防从而维护和恢复健康"。其简单翻译为"医疗保健"。Primary Care（Primary Health Care）翻译为"基本医疗保健"可能更体现它的重要性。基本医疗保健是最基本的医疗卫生服务，因此，在医疗体系中是最重要的一部分。

（二）基本医疗保健容易与赤脚医生运动混淆

中国自身的医学体系很容易把基本医疗保健理解成"初级的"而把专科医疗理解成"高级的"医疗服务。基本医疗保健可能被一些卫生行政官员认为可以由受过简单专业训练的人员完成。中国历史上出现的"赤脚医生"就是这种理解的产物。"赤脚医生"曾受到国际社会的赞扬，因为，"赤脚医生"

采用了基本医疗保健的部分理念，因而极大地提高了贫穷中国的健康水平。然而，把基本医疗保健停留在赤脚医生水平上发展，影响中国现代基本医疗保健体系的建立。

（三）国际组织对中国文化理解不足

国际组织未能对基本医疗保健概念进行准确的中文解释，在他们的官方中文文件中把基本医疗保健翻译成"初级卫生保健"。这可能强化一些中国卫生行政官员对"赤脚医生运动"的热情。1978年，《阿拉木图宣言》开启了全球基本医疗保健运动，揭开了人类医疗卫生服务历史的新篇章。世界卫生组织把基本医疗保健作为建立高效、综合性医疗卫生服务体系的基石。这种现代综合性基本医疗保健概念是和中国"赤脚医生模式"截然不同的。然而，国际组织仅仅单方面赞扬中国的"赤脚医生运动"对农民健康的促进，并没有把现代基本医疗保健的精髓融入中国文化。

二、中国基本医疗保健不足

（一）中国医疗体系倒金字塔

根据医疗分工，现代医疗卫生体系是一个由三个层次组成的金字塔。基础层是基本医疗保健（Primary Care），由全科医生提供；中间层是二级医疗（Secondary Care），由专科医生提供；塔尖是三级医疗（Tertiary Care），由亚专科医生提供。基本医疗保健是基础医疗服务，它是现代医疗体系运作的基石，是二级和三级医疗服务能高效运转的保证。中国全科不足，专科和亚专科庞大，医疗体系刚好是倒金字塔。

（二）中国基本医疗保健临床服务能力需加强

从临床服务的角度分析，基本医疗保健提供基本的医疗、保健及健康维持，体现长期、连续、协调的综合性服务。在大多数发达国家，基本医疗保健提供约80%的临床医疗服务。据估计，在中国的专业基本医疗保健医生可能只能提供5%的临床医疗服务。基本医疗保健医生是基本医疗保健的提供者。在发达国家他们是经过严格培训的基本医疗保健临床专家，从某种意义上说，他们的临床服务实际上比专科医生的服务更为重要。然而，在中国，多数基本医疗保健提供者是未经正规培训的医务人员。

社区卫生服务中心原本是设计提供基本医疗保健的地方，然而，那里有实际临床能力的全科医生短缺，临床服务能力不足。再加上药物制度和转诊制度不完善，使多数社区卫生服务中心的基本医疗保健功能薄弱，重心偏向公共卫生服务。

三、中国就医模式急需改革

随着市场经济的冲击，中国传统的分级医疗被冷落。大多数民众缺乏基本医疗保健，一旦有病就涌向医院，在导诊小姐的分诊下，寻求"高级的专科医疗服务"，导致中国 90% 医疗服务由医院提供。病人大量涌入大医院，导致专科医生筋疲力尽，每天要接诊上百位病人。专科医生只能抓住一点，只写个诊断，就检查开药，医疗档案无法建立，连续性医疗缺失，医疗质量大成问题。而社区卫生服务中心和乡镇卫生院工作量不饱和，造成医疗资源浪费。

中国的医疗硬件并不落后，中国落后的是医疗体制的软件，是就医模式的落后，原因是缺乏高质量的基本医疗保健。由于缺乏基本医疗保健的整合服务体系，单靠医院的专科服务体系难以实现高质量的医疗服务，使中国人的就医模式落后发达国家许多年。因此，中国的就医模式急需改革。

四、中国全科医生地位有待提高

在中国许多人的眼里，全科医生被看成现代的"赤脚医生"，他们的职业前景和社会地位远远低于专科医生。病人不愿意到社区卫生服务中心看病，因为不信任社区医生的医学水平和技能。中国的全科医生定位在社区，社区卫生服务中心的经济收入也无法与大医院比。

中国全科医生短缺，要建立高质量的全科医生队伍离不开高质量的培训，而目前中国的全科住院医生培训大纲存在缺陷。因为轮转中没有全科，专科医生培训全科医生成为习惯，全科作为学科未能进入医学的主流，全科规范化培训毕业生流失严重，全科培训大纲有待修订。全科医生的社会地位和工资收入也亟待提高。

五、中国建立现代基本医疗保健面临的挑战

（一）重新认识基本医疗保健

由于各种原因，造成中国对基本医疗保健认识不够清晰。医疗界和政府主管部门对基本医疗保健在现代医疗体系中的软件作用认识不足。很多人依然以医疗机构分级和行政区域分级的"低级"概念代替基本医疗保健。重新认识基本医疗保健，全面理解其功能和意义非常重要。

（二）基本医疗保健人力资源增量提质

基本医疗保健提供者就是全科医生。由于全科医生严重缺乏，基本医疗保健构建无法实现。采取各种途径增加全科医生数量。鼓励医学院毕业生进入"5＋3"（5 年医学院＋3 年毕业后教育）全科医生规范化培训。在教学医院设置普通医学科或综合医学科，仿照哈佛大学等美国名校的经验，设立内科专业全科医学方向（internal medicine primary care track）住院医生规范化培训。扩大"3＋2"（3 年医学专科＋2 年毕业后教育）助理全科医生规范化培训。继

续开通专科医生转岗为全科医生的培训通路，并给予转岗的医生一定的经济和职业提升的补偿。

强化全科住院医生规范化培训，严格考评全科住院医生规范化培训基地，淘汰质量差的基地，容许新的基地进入竞争。严格全科医生准入制度，系统培训加后续继续医学教育，使全科医生在诊疗技能上并不亚于专科医生。中国的大医院集聚优势医疗资源，可参照美国和中国台湾模式，在大型教学医院建立全科，推动全科医学学科发展。

（三）重构中国现代医疗服务模式

现代医疗服务模式是一个正金字塔。金字塔的底部就是基本医疗保健，约占医生数量的50%，金字塔的上半部和塔尖是专科和亚专科，约占医生数量余下的50%。由于中国的全科医生只占医生数量的6%，所以中国目前的医疗服务模式是倒金字塔。在规范化培训及转岗培训全科医生的同时，应该做宏观调节，医疗保险改革，使基本医疗保健的岗位迅速增加，并保证基本医疗保健工作岗位富有经济竞争力。否则，国家举重金培养的全科医生就无用武之地，甚至转行。专科转岗全科的医生，可能又转回专科。

（四）改变现行的就医模式

绝大多数国民没有基本医疗保健，有病就去医院看病。这种无序的就医模式看病质量差、医疗不连续、缺乏预防保健。改变这种就医模式，一方面要加强宣传教育，另一方面，要依靠医疗保险报销机制。医疗保险机构应该对参保人的基本医疗保健付费。

（五）提高全科医生地位

在中国，基本医疗保健医生就是全科医生。全科医生的地位远远低于专科医生。他们的职业前景和经济收入都不及专科医生。特别是把全科医生定位在社区卫生服务中心或乡镇卫生院，使全科医生的经济收入受到很大影响。医疗卫生付费机制应该改革，提高全科医生的经济收入。对社会各界加强宣传，提升全科医生的社会地位。中国原卫生部部长陈竺提出："中国应该有'全科医学大师'，目的就是提高全科医生的地位。"

第八章

首 诊 服 务

首诊服务（first contact service）是全科医生的三大任务之一。全科医生对首诊的病人应负责任。医疗界对首诊服务作出相应规定，形成首诊制（度）。

第一节 首诊负责模式的历史

一、私人医生首诊负责模式

首诊服务自古已有。首诊的医生要对病人负责任的首诊制起源于欧洲。过去的贵族聘请私人医生为自己提供医疗服务。一切健康问题，由私人医生首诊，并持续负责。这种首诊负责的模式，后来被推广到了普通民众。当人们生病时首先由私人的医生进行诊治，若超出其诊治能力，私人医生介绍病人去专科或医院继续诊治。这种就医模式得到论证，可以节约医疗资源，提高医疗质量。政府和医疗付费的支持推动了这种首诊负责模式的发展。

二、国际全科医生首诊负责模式

发达国家，包括英国、美国、澳大利亚、加拿大、德国及中国台湾等50多个国家和地区先后建立了自己的全科医生首诊负责模式。

（一）英国全科医生首诊负责模式

英国于 1948 年建立了国家卫生服务体系（National Health Services, NHS），将全科医生提供的基本医疗保健服务作为 NHS 的基本服务，对其投入的资金约占 NHS 总预算的75%。采用全民免费、全科首诊、严格转诊的原则。实践证明，全科医生首诊制度是控制医疗卫生费用过快增长、促进卫生资源有效利用、为居民提供连续性基本医疗保健服务的有效制度。

英国的全科医生定位在社区，因此，英国全科医生首诊制是指病人就医时，必须首先去社区卫生机构的全科医生处接受第一次诊疗的一种制度。全科医生决定病人是否需要转诊，并由全科医生预约或开介绍信，病人才可去医院寻求专科医生的治疗，不允许直接去医院找专科医生提供医疗卫生服务，急诊除外。只有病人病情超出全科医生诊疗能力时，才能转专科医生诊治，转诊后，全科医生仍要对病人的诊疗工作进行管理和协调。

英国是典型全民医保的国家，只要能注册成为 NHS 的病人，就可以享受公费医疗。一般居民选择在所居住社区附近的一个全科医生处签约，签约的居民与全科医生之间是一种固定的契约关系，居民有权选择或更换全科医生。居民就诊时必须找到自己的全科医生，由全科医生提供免费诊疗服务，并决定是否需要向专科医生转诊。为了保证全科医生的质量，英国实施严格的全科医生准入制度，只有通过考试，获全科医生资格证书，并注册为皇家医学会会员，才能成为全科医生。对全科医生付费方式，实行"按人头付费"，全科医生签约的人数越多，收入越高。全科医生之间存在竞争，为争取更多的签约人数，全科医生不得不提高诊疗技能、更新医学知识，提供更好的医疗服务。

（二）美国全科医生首诊负责模式

美国于 20 世纪 60 年代建立了自己的全科医生首诊制。美国全科医生首诊制是典型的以私营为主体的模式，市场机制在其中的作用比较明显。美国的全科医生以多种形式置业。多数全科医生以私人诊所的模式开业，也有在医院全科、联合诊所及社区健康中心置业。医疗保险机构与全科医生签约。根据对全科医生的评估，医疗保险机构决定按人头付费或按服务付费。为节约开支，减少急诊和住院，医疗保险机构要求参保人签约一个全科医生，参保人可以选择与医疗保险机构签约的全科医生，首诊在全科，直接去看专科医生不予报销。近年来美国实施的有管理的医疗保健（managed care）模式以经济激励的方式，调整参保人就诊的自付费份额，引导参保人选择计划指定的全科医生签约首诊，长期管理。

美国的卫生政策规定："美国基本医疗保健诊所向病人提供基本医疗保健，是病人寻求医疗健康服务的第一道门槛。而坚守这一道防线的就是全科医师，他们向病人提供医疗卫生服务的首诊。"因此，全科医生是美国的法定首诊医生。

（三）德国全科医生首诊负责模式

现代社会保险发源地是德国。1883 年德国首先颁布医疗保险法。20 世纪，德国首先规定了居民的就诊程序：病人就诊时必须先找全科医生，需要专科或住院服务的，由全科医生出具证明转诊。德国自 1994 年起实施全科医生准入制度，在严格的培训制度下，少数医生能获得进入法定健康保险系统的全科医生执照，还需参加继续教育。在医疗付费方面，德国非政府社团——疾病基金会承担强制医疗保险的筹资职能，并充当第三方机构代理会员向医疗服务机构购买医疗保健服务。德国是世界上创建医疗保险制度最早的国家，医疗保险覆盖面也非常广，目前其法定医疗保险占90%左右，其他私人保险只占5%。

（四）澳大利亚全科医生首诊负责模式

澳大利亚全科医疗体系建立于20世纪60年代。澳大利亚的卫生服务体系分为全科机构或全科诊所、专科诊所和综合医院三级。澳大利亚并没有法定的首诊制度，但人们自己会认为去全科医生处首诊更为方便适宜。医院一般提供急诊服务，没有普通门诊，根据病情的轻重缓急，安排诊疗次序，普通疾病病人需要花很长的、难以忍受的等候时间。专科诊所的收费比全科诊所高许多。因此，病人就诊时会"自觉地"首先找全科医生首诊，有必要时再由全科医生转诊到专科或医院。澳大利亚不实行全科医生签约制，病人可以自由选择全科医生，可以凭借医疗保险卡（medicare card）在任何的全科医生处就诊。在付费方面，政府对全科医生实行"按服务付费"的方式。政府设置每项服务的标准价，并按标准价付费。全科医生可以自行设置收费标准，超过标准价部分由病人自己承担。澳大利亚的自由机制，增加了全科医生之间的竞争。

澳大利亚政府为居民购买健康保险或投资社会健康保险，健康保险的人群覆盖率高，居民就医自由度增大，病人掌握购买医疗服务的主动权。全科医生只有努力改善服务质量，才能争取到更多的就诊病人。

第二节 首诊服务的概念

一、首诊的特点

首诊服务是指病人有健康需求时，就诊的第一个医生为自己提供的第一次医疗保健服务。首诊服务把病人带入医疗卫生服务体系，是医疗卫生体系的入口。病人进入医疗体系，应该设专人建立健康档案，并对病人进行连续性关照。人们第一次健康需要主要来自于健康疑问、常见病以及未分化病，涵盖了从健康到疾病可能出现的一系列问题，具有广泛的疾病不确定性特点，此时一般不需要进入专科医疗服务体系。

二、首诊定位在全科

现代医疗保健体系的特点之一就是把首诊服务定位在全科，全科医生充当第一个接待病人的首诊医生，因为，全科医生是最适宜为人们提供首诊服务的医学专家。全科医生通过自己宽广的知识面及与病人之间的连续性关系，将未分化病逐步明确诊断，对常见病实施规范治疗。当病人病情需要专科服务时，全科医生则利用自己的专业知识判断，及时将病人转诊给最恰当的专科医生。因此，现代医疗观点认为，首诊服务是全科医生提供的、解决人们最常见、最广泛、最综合的健康需求的临床服务。

三、首 诊 制

（一）首诊制的概念

现代的医疗保健体系一般都对首诊有一定的规定，形成了首诊制（度）。一般发达国家规定，所有病人，除急诊外，必须先看全科医生，由全科医生决定病人是否需要转诊，并且由全科医生介绍转诊，病人才能到专科或医院看病。现代医学的首诊制就是全科医生首诊制。

首诊制进一步完善可能包括全科医生给自己管辖的人群建立健康档案，并输入健康档案数据库，继续为病人提供连续性服务。病人每次就诊，由全科医生从健康档案数据库中调出其档案，参考其内容结合病情进行诊断，并决定其是否需要转至专科或住院。如果该病人的病情可以由全科医生解决的，全科医生负责进一步诊断和治疗。如果该病人的病情需要，如急诊、重症、超出全科医生能力范围，全科医生开出转诊单，必要时帮助预约，病人才能去专科或医院进一步诊治。专科医生在对病人诊断和治疗后，将病人转回给全科医生，并给予详细的病情反馈，然后，全科医生整合专科医生的意见对病人提供连续性的跟踪服务。

（二）守门人制的概念

守门人制实际就是完善的全科医生首诊制，要求病人需要医疗卫生服务时必须接受全科医生首诊，除非病人的病情超出全科医生诊治能力，由全科医生出具证明将其转诊，专科医生会诊后，提出专科会诊意见，再将病人转回全科，全科医生继续对病人的诊疗进行管理和协调。由于不同的政治经济文化背景、卫生政策及社会保障体制的差异，各国守门人制度的运行机制各有特色。

第三节　首诊服务的意义

一、首诊是医疗系统的入口

首诊是人们进入医疗系统的入口。首诊全面的问诊和体格检查，建立健康档案，引导病人在现代复杂医疗体系中正确就医极为重要。高质量的首诊及首诊医疗记录可以帮助病人得到更全面、更及时、更准确的诊断，更优化的医疗保健。首诊质量差，必然导致更多的误诊、更多的浪费及医疗质量降低。

二、首诊是临床服务的开始

首诊意味着临床服务开始。临床思维是建立在病人信息的基础上的。对于第一次进入医疗系统的人，最为重要的病人信息是病人提供的病史和体格检查。一般认为，首诊病人90%以上的诊断依据是病人的病史和体格检查提供的。首诊详细的病史和体格检查对病人的进一步诊治尤为重要。临床服务有连续性。首诊建立的初始诊断，特别是慢性病的诊断，对后续的诊疗非常重要。如果首诊初始诊断搞错，对后续的临床服务会产生不可估量的危害。

三、首诊制是现代医疗体系运作的基础

首诊制是现代医疗体系普遍采用的一种服务模式。在这个服务模式中，全科医生充当首诊医生，对首诊病人全面问询病史和体格检查，建立健康档案，列出全面的首诊诊断，提供连续性医疗保健服务，当病情超出全科医生诊疗能力时，由全科医生介绍专科会诊或医院住院，病人会诊或住院结束，全科医生继续为病人提供整合的医疗保健。这种运作模式是发达国家普遍采用的现代医疗体系运作的基础。

四、首诊制促进医疗服务公平性

医疗服务的公平性是社会文明的指标，也是国家卫生政策的基础，忽视这一点，任何医改都将失去其社会意义。首诊服务人人平等，这是发达国家普遍实现的文明，即每个社会成员可以获得同等的首诊医疗服务。医疗服务很多情况下难以平等，但应保证每个社会成员首诊服务机会及首诊服务内容相等，使有限的医疗资源合理利用。首诊服务人人平等，保证每个社会成员获得基本医疗保健服务。

五、首诊制提高成本效益

国际医疗卫生实践表明，建立首诊制可有效提高成本效益，特别是提高慢性病的防控效益。全科医生首诊服务是满足人们基本医疗保健服务的最佳方式，可以解决病人"路途时间长、候诊时间长、医疗花费多"等诸多问题，提供方便、快捷、综合、价廉的基本医疗保健服务，有效控制医疗费用，提高

成本效益。全科医生首诊负责制是全球性医疗体制改革战略，是"世界卫生组织"卫生政策的基础，有利于防治一体战略的实施，有利于解决人口老龄化、慢性病增加、疾病谱改变等现代社会的问题，有利于建立经济、高效的基本医疗保健服务。

第四节　首诊的权利与义务

现代医疗体制把首诊定位在全科，因此，这里谈及的首诊的权利和义务是指首诊的全科医生的权利和义务。在全科医疗体制尚未建立的国家和地区，例如中国大陆，首诊医生可能不是全科医生，此时，首诊医生应该参照以下全科医生首诊服务的权利和义务。

一、首诊的权利

（一）签约优先

首诊医生是病人求医的第一个医生，根据时间顺序优先原则，首诊的医生有权利将病人纳入自己的基本医疗保健服务或首先与病人签约。首诊签约的病人纳入全科医生签约病人管理。如果经全科医生首诊并签约的病人要更换全科医生，应该有充足理由，并通知首诊医生。

（二）决定病人去向

首诊是一种特殊的医疗服务，常常牵涉许多不确定性疾病或健康问题，首诊医生有权利根据自己的临床判断和病人的意愿决定病人的去向。首诊病人经首诊后，应留在首诊医生处继续诊疗，当病情超出首诊医生的诊疗能力时，由首诊医生决定病人去向，例如专科会诊或住院等。

（三）提供诊疗服务

首诊服务并不是简单地分诊行为，首诊本身就是首诊医生提供的一次诊疗服务。首诊医生有权利根据病人的病情提供首诊相应的诊疗服务，并有责任提供连续性医疗保健服务。

（四）追踪随访

首诊是病人的第一次就诊，相继的诊疗可能牵涉其他专科和医疗机构的诊疗服务，首诊医生有权利对首诊病人进行追踪随访，其他专科和医疗机构提供后续诊疗服务的医务人员应该配合首诊医生的追踪随访，及时向首诊医生报告病人情况，并在完成专科诊疗或出院后，将病人转回给首诊医生。

（五）首诊服务费

首诊服务是一种医疗人力投入，牵涉详细的病史问诊、体格检查、建立健康档案等耗时耗力的服务内容，通常比一般门诊复杂、繁琐、人力投入量更大。首诊医生有权利要求付费方按自己提供的首诊服务劳动价值合理付费。

（六）首诊拒绝权

首诊是病人和医生第一次建立医患关系。首诊医师不能拒绝急危病人，在任何情况下都必须执行救死扶伤的人道主义原则。在首诊医务人员受到威胁、侮辱、伤害等或病人不配合、过分要求、医患关系破裂等情况下，首诊医生可以使用首诊拒绝权。首诊拒绝权不要轻易使用，因为有些病人的"恶劣"行为本身就可能是疾病表现或精神行为疾病。治病救人是希波克拉底要求的从医誓言，也是每个医务工作者该有的职业精神。

二、首诊的义务

（一）建立健康档案

首诊是病人进入医疗体系的切入点，健康档案的建立对病人的医疗保健至关重要。首诊医生有建立健康档案的义务。健康档案必须真实，有利于连续性医疗。杜绝为完成任务而建立死档案的错误做法。

（二）诊治病人

首诊是病人第一次求医，病人通常对首诊医生期待很高，首诊医生有义务竭尽全力尽快就地诊治病人。在首诊医生的能力范围内积极诊治病人，不可推诿、延误及无理拒绝诊治。

（三）转诊病人

如果病人的病情超出了首诊医生的诊治能力，首诊医生有义务转诊病人，并承担转诊前、转诊中和转诊后的全程协调和连续管理责任。

（四）健康教育

首诊病人常常有许多健康问题需要咨询。在诊疗计划制定后，病人的依从性直接影响医疗的结果。首诊医生有义务对首诊病人提供健康教育，解除病人的疑虑，提高病人的依从性。

（五）守门人职责

全科医生是医疗系统的守门人。首诊服务是守门人职责的开始。首诊医生有合理、经济、高效地使用医疗资源的义务，提高医疗服务效益。

（六）病人的代言人

首诊的病人进入医疗体系后，可能牵涉复杂的诊疗过程。由于首诊病人的文化程度、宗教信仰、人格特性及认知功能等影响，可能导致病人对复杂的诊疗计划不理解，难以决定。在病人未指定代言人或病人指定代言人无法决定的情况下，首诊医生有义务充当首诊病人的代言人，站在病人的立场上，为病人作决定。

第五节 中国首诊的现状

一、中国的医院首诊制

现代医疗体系是以全科为塔基，专科和亚专科为塔尖的"正三角"结构。由于中国全科医生队伍缺乏，专科医生队伍庞大，形成医疗体系"倒三角"结构。医院门诊成为首诊病人的主要落脚点。中国的医院首诊制度各地有差异，一般包括以下主要内容。

（一）首诊医生定义

第一次接诊的医生为首诊医生，首诊医生对首诊病人的检查、诊断、治疗、抢救、转院和转科等工作负责。

（二）病史体检记录

首诊医生必须详细询问病史，进行体格检查、必要的辅助检查和处理，并认真记录病历。对诊断明确的病人应积极治疗或提出处理意见；对诊断尚未明确的病人应在对症治疗的同时，及时请上级医生或有关科室医生会诊。

（三）交接班记录

首诊医生下班前，应将病人移交接班医生，把病人的病情及需注意的事项交代清楚，并认真做好交接班记录。

（四）急危重症处理

对急、危、重病人，首诊医生应采取积极措施负责实施抢救。如为非所属专业疾病或多科疾病，应组织相关科室会诊。危重症病人如需检查、住院或转院者，首诊医生应安排对接、陪同或护送。

中国的绝大多数医院并没有全科，中国的医院首诊制是以医院的专科医生为背景设置的。然而，在具体实施时，医院首诊负责制难以实现，原因有以下几点。

（一）专科医生的思维不利于首诊

一般而言，中国的首诊医生为专科医生，他们的思维是纵向的，难以胜任需要横向思维的首诊服务。

（二）专科医生的时间难以首诊

中国的医院人满为患，拥挤不堪，专科医生平均几分钟看一个病人，不可能建立详细的首诊健康档案。

（三）专科医生难以保证连续性

医院的专科医生门诊一般没有连续性，专科门诊只对当日的服务负责，不能为首诊病人提供负责任的连续性照顾。

二、中国的社区首诊制

中国的社区首诊制是参考发达国家的首诊制制定的。社区首诊制规定，居民在患病就诊时，须首先到社区卫生机构接受全科医生诊疗，除非急诊，居民若要去医院寻求专科医生的服务，必须要经过社区全科医生的转诊。中国的社区首诊制于 2006 年开展试点，但步履艰难。大医院人满为患，社区卫生服务机构门可罗雀的现象到处可见。中国社区卫生服务开展最好的地区之一，成都市武侯区的调查显示，社区普通居民到社区卫生服务中心首诊率仅为 16%。

中国的社区首诊制困难重重，原因有以下几方面。

（一）中国社区全科医生数量缺乏

中国全科医生数量严重缺乏。难以胜任首诊在社区的任务。

（二）中国社区全科医生质量缺乏

根据《2013 年中国卫生统计年鉴》，中国社区卫生服务中心医务人员文化程度大约比例为：本科 19%，大专 40%，中专 36%。医学院毕业后，经规范化培训的全科医生所占比例微乎其微。中国社区全科医生质量不能满足首诊的需求。

（三）社区卫生服务机构辅助检查不足

必要的辅助检查可以辅助医生做出准确的诊断。中国的社会化的辅助检查公司还很不发达，社区卫生服务机构要依靠自己的设备作必要的辅助检查，难以满足首诊的需要。

（四）社区卫生服务机构用药受限

国家基本药物制度限制社区卫生服务机构用药。2009 年发布的《关于建立国家基本药物制度的实施意见》中指出，基本药物是指适应基本医疗卫生需求的药物，其剂型适宜，价格合理，能保障居民用药安全、有效、合理。政策规定社区卫生服务机构必须全部配备和使用基本药物，社区卫生服务机构用药的品种受到限制，制约了病人社区首诊的意愿。

（五）就医习惯及健康观念

中国人首选大医院看病的就医习惯根深蒂固，加上对全科医学的片面理解，认为社区的医生是"现代的赤脚医生"，价廉物不美。中国人的健康观念是重治疗而轻预防，对于社区卫生医疗机构提供的预防保健服务视而不见。

（六）医疗等级制度阻碍

全科医生与专科医生、社区卫生服务机构与大医院各有其不同的功能定位，不应该存在级别差异和工资差异。然而，中国过度强化了医疗体制行政等级制度。级别越高的医疗机构政府分配的资源越多，更能吸引优秀的医生，在自主择医的前提下，病人会选择大医院。

（七）医疗保险政策

由于中国医疗保险政策没有明确规定首诊在社区，拥有医疗保险的病人不论先到大医院还是先到社区卫生机构就诊都可得到报销，即使有差别，差别也很小。中国的保险政策一般规定，参保人住院可以报销，而门诊不予报销，除非是特殊疾病。因医疗保险付费的原因，大量不该住院的病人住进了医院。这也是影响社区全科医生首诊的原因。

三、中国的首诊相关制度

（一）双向转诊制

双向转诊制是将医疗机构划分等级，根据病情的需要而进行的上、下级医疗机构间、不同专长的医院间的转诊诊治过程，可分为纵向转诊和横向转诊两种形式。纵向转诊包括正向转诊和逆向转诊，正向转诊指由下级医疗机构，例如社区卫生服务中心，向上级医院逐级转诊；逆向转诊是指由上级医院向下级医疗机构转诊。横向转诊指同级别不同专长医院间的转诊。

双向转诊制是中国特色的首诊相关制度。中国的双向转诊制基本设想是根据病情需要而进行的医疗机构间的转诊，提供安全、有效、经济和全程服务。双向转诊制是中国社区卫生服务的重要内容，其初衷是危重和疑难病病人及时转往上级医院，保障医疗安全，康复病人转回社区，合理使用卫生资源。中国双向转诊制的设想是在全科医学高度不发达、全科医生严重紧缺的情况下设置的。

然而，中国的双向转诊制普遍存在着以下问题：转诊率低，上转容易下转难，转诊标准、规程、制度不清晰。这些问题导致了双向转诊制失灵，大量的病人跳过社区首诊，直接到医院看专科医生。西方发达国家全科医生首诊、介绍专科会诊、整合专科意见、提供连续性医疗等完善的全科医生首诊制核心内容被忽略。因此，中国特色的双向转诊制并未建立与发达国家接轨的现代的全科医生首诊制。

（二）双诊制

中国的首诊制和双向转诊制常常连在一起，合称为双诊制。双诊制强调首诊责任制，建立健康档案，签约服务人群，实时转诊。然而，中国的双诊制存在的致命偏差是将首诊和转诊看作是病人在基层社区和上级医院之间的流动，是从低层次医疗向高水平医疗的流动，而不是将首诊服务还原并定位于全科医疗服务。全科医疗服务和专科医疗服务并不存在谁高谁低。社区首诊和双向转诊表面上是病人在医疗机构中流转的两个独立活动，其本质是关于病人在医疗服务体系中的进入点和流向规则，隐含着众多利益相关方，其中各方权利、责任与利益分配复杂。中国迫切需要从宏观层面剖析首诊和双向转诊这一复杂性系统，尽快建立与西方发达国家接轨的全科医生首诊制。

四、中国建立现代首诊制面临的挑战

针对中国目前首诊的现状，中国要建立与发达国家接轨的现代首诊制面临多方面的挑战。

（一）增加全科医生数量和质量

全科医生数量不足是制约中国首诊制的主要因素。必须采取各种途径增加全科医生数量。根据中国国情，增加全科医生的数量可采取规范化培训和转岗培训实现。加强培训管理，严格准入制度，提高教学质量，推动全科医学学科发展，使全科医生数量和质量与发达国家靠近。

（二）提高全科医生工作场所辅助检查能力

参照发达国家模式，鼓励全科医生与社会化辅助检查机构合作，或与医院的检查机构合作，保证全科医生在社区也能开出目前在大医院能做的大部分辅助检查申请。

（三）取消社区卫生服务机构用药限制

修改《关于建立国家基本药物制度的实施意见》，废除社区卫生服务机构只能使用基本药物的规定。全科医生不分置业地点，有权按指南用药。

（四）加强宣传纠正就医习惯

加强对全科医学的宣传，推动全科医学学科建设，参考中国台湾经验，在大型教学医院建立全科医学科，提升全科医生职业形象，改变全科医生社会地位和经济待遇。让全科医生得到与专科医生同等的社会认可度。

（五）弱化医疗等级制度

中国医疗等级制度根深蒂固。必须树立全科医生和专科医生、社区卫生服务机构与大医院是医学的分工，不是级别的差异。以病人为中心的现代医疗服务理念强调病人是一切医疗的中心，全科医生是医疗团队服务的总协调者。

（六）改革医疗保险政策

改革医疗保险政策，给予接受全科首诊制的病人一定的经济激励。提高全科首诊的医疗保险报销比例。直接去专科就诊或住院不予报销。

（七）改革监管机制

中国现行卫生行政监管机制中没有发达国家医疗系统的"守门人"制度，并且，医疗服务管理不由付费方——社会医疗保险部门负责，而由非付费方——卫生行政部门负责，医疗质量不与付费相关联。病人基本不在全科首诊，而是直接到大医院寻求专科服务。专科服务是费用扩张型的，他们的收入是按照服务项目收费的。过度检查和过度医疗是目前常见的现象。改革目前的卫生行政监管机制，建立中国特色的医疗系统和医疗费用的"守门人"制度，杜绝公立医院现行的专科无序就诊，是提高医疗质量，节约医疗费用的一条有效途径。

第九章

普通医疗服务

第一节　普通医疗服务的历史

一、古代的普通医疗服务

古代的普通医疗服务可以在中国、印度、埃及、巴比伦及古希腊医学史中找到。古代的医学服务一般不分科，具有普通医疗服务的特征，主要提供常见病症的预防、诊断和治疗。《黄帝内经》实际上就是一本古代中国普通医疗服务的指南。医疗服务在工业革命之前主要是以普通医疗服务为特征，一般不涉及高、精、尖技术和专科服务。

二、近代的普通医疗服务

近代的普通医疗服务（general medical service）是医学开始分工的产物。18 世纪工业革命带来了知识暴涨，医学开始出现分工。19 世纪德国的工业和医学在世界领先，普通医疗服务开始出现在德国，那时美国的医生多到德国接受培训，回到美国建立了美国的普通医疗服务，当时称为普通（内科）医学（general internal medicine，or general medicine）服务。普通医学服务和后来发展起来的专科医学服务形成对比。普通医学是美国的全科医学的前身。普通医学服务后来也被称为普通医疗服务。

1911 年英国通过国家保险法，首先提出全科医生提供普通医疗服务，并按人头付费的方式付费。实际付费并不能完全支付全科医生提供的普通医疗服务。1924 年英国医学会和英国卫生部达成协议，普通医疗服务除按人头付费外，还可加收私人付费。1948 年英国建立国家医疗卫生服务（NHS）体系，普通医疗服务是重要内容。1966 年英国国家医疗卫生服务机构与全科医生签订普通医疗服务合同。

20 世纪 70 年代，美国发现许多病人是在全科医生工作时间外需要普通医疗服务，如果他们都去急诊室（emergency room，ER）花费会很贵。美国开始建立亚急诊中心（urgent care center），提供亚急诊普通医疗服务。亚急诊中心只提供门诊普通医疗服务，多数由全科医师负责，服务对象主要是需要普通医疗服务的病人，但他们出现普通医疗问题时，自己的全科医生已下班或不能等自己的全科医生预约服务。

第二节 普通医疗服务的概念

一、普通医疗服务的定义

普通医疗服务（general medical service）是指由全科医生提供的、普通的、非专科性的医疗服务。普通医疗服务的临床特征为普遍性、重复性、治疗手段的通用性。普遍性指所治疗的病症常见，病人数量大，例如感冒。重复性指病人可能重复发病，在一个时间段内也许因为各种诱因，病人会重复同样的病症，例如哮喘。所谓治疗手段的通用性指针对这些病症医学上已有成熟通用的治疗方法。

二、普通医疗服务的范围

普通医疗服务的范围可能很广，但通常是每个人基本的医疗卫生需求。普通医疗服务可以是门诊服务，也可以是住院服务。例如，当你感冒了，咳嗽伴头痛，你去看全科医生，全科医生对你进行体格检查，最后诊断为急性上呼吸道感染，给了你对症治疗药物。这就是一种门诊普通医疗服务。当你的病情加重，出现胸痛发热，你被收入医院全科病房，胸片发现斑片影，血象增高，诊断是社区获得性肺炎，给了你抗感染治疗。这就是一种住院普通医疗服务。普通医疗服务内容可以非常广泛，例如，健康体检、表面小伤口处理、健康咨询、常见病诊治、慢性病管理等。

三、普通医学的定义

普通医学（general medicine）是针对成人疾病预防、诊断、治疗的医学学科。普通医学的医生被称为普通医学（内科）专家（internist），擅长于处理未分化或多系统疾病（undifferentiated or multi-system disease）。普通医学医生诊治住院病人和门诊病人（hospitalized and ambulatory patients）并在教学和科研（teaching and research）中扮演重要角色。在美国，普通医学医生是全科医生队伍中数量最多的一支。

四、亚急诊医疗的概念

亚急诊医疗（urgent care）是在急诊室外，不需预约，步入即可得到服务（walk-in clinic）的门诊普通医疗服务。亚急诊医疗中心基本上是处理外伤或马上需要医疗服务的临床症状，但一般不重，不需要去急诊室。亚急诊医疗中心与急诊室和便民门诊有明显的差别，因为它能提供病人急需的普通医疗服务。亚急诊医疗中心医务人员团队必须有一个及一个以上的医生，其他医务人员包括执业护士、注册护士、医生助理、医学助理等。亚急诊医疗中心的医生一般由全科医生担任。在美国，大多数亚急诊医疗中心开门时间在早晨 8 点钟之前，关门时间在晚上 7 点以后，少数亚急诊医疗中心甚至 24 小时开放。

第三节　普通医疗服务的特点

一、普通医疗服务的临床特征

（一）普遍性

普通医疗服务的第一个临床特征是普遍性。普通医疗服务的普遍性含义包括以下三方面的内容。

1. 涉及或影响整体人群或一组人群，包括各种阶层、年龄、性别的多数成员。

2. 医疗问题常见，不能仅限于专科或特殊医疗。

3. 具有常见的临床表现。

（二）重复性

普通医疗服务的第二个临床特征是重复性。普通医疗服务的重复性含义包括以下两方面的内容。

1. 同一个病人同一种病症会反复发作。

2. 同一个病人同一种病症需要反复运用同一种治疗方法。

（三）治疗手段的通用性

普通医疗服务的第三个临床特征是治疗手段的通用性。普通医疗服务的通用性含义包括以下三方面内容。

1. 治疗手段普通，一般不涉及高、精、尖技术。

2. 治疗手段实用于绝大多数同类病人。

3. 治疗手段不受时间、地点等外在条件限制。

二、普通医疗服务是全科医生的专长

从临床服务的角度,全科医生与专科医生的区别在于全科医生承担普通医疗服务而专科医生提供专科医疗服务。普通医疗服务是全科医生每天的临床工作。全科医生是普通医疗服务的专家。他们经过严格的训练、统一的准入标准、长期的实践,成为普通医疗服务的临床家。他们提供的普通医疗服务规范、高效、经济。

三、普通医疗服务与基本医疗保健的关系

普通医疗服务和基本医疗保健是相互依存、彼此渗透、我中有你、你中有我的关系,而不是等同的关系。基本医疗保健是从系统、动态、归属及人文的角度阐明全科医生的任务,而普通医疗服务是从医学和疾病的角度阐明全科医生的任务;基本医疗保健强调给病人一个医学的家,理想地提供连续性、融合性的医疗保健,而普通医疗服务强调常见病的规范化诊治;基本医疗保健通常是在门诊条件下完成,而普通医疗服务可以在门诊,也可以在住院部;基本医疗保健带有一定的公共卫生色彩,而普通医疗服务强调的只是医疗本身。

第四节 普通医疗服务的重要性

一、普通医疗服务占人类医疗需求的首位

普通医疗服务顾名思义就是普通的。普通的东西常常是人们生活中必需的东西。普通医疗服务也就是人们生活中常常需要,不可缺失的常规医疗服务。普通医疗服务一般并不复杂,不含高、精、尖技术,但通常有规范的方法。

现代科学高速发展,医学科学研究逐年细化,细胞生物学、分子生物学把人们的眼光带到了微观世界。高、精、尖技术得以迅速发展。然而,人类的基本健康需求并没有变。人类对普通医疗服务的需求依然是医疗需求的首位。

从流行病学的角度,常见病才是人类经常罹患的疾病。人类80%以上的医疗需求是对常见病的处理。常见病的防治是人类获益最大的服务。常见病的诊治属于普通医疗服务范畴。

二、普通医疗服务质量体现医疗卫生水平

普通医疗服务的质量可体现一个国家的医疗卫生水平。一个国家的医疗卫生水平评价指标一般包括以下内容。

(一)健康素质指标

健康素质指标一般包括人均期望寿命、孕产妇死亡率、新生儿死亡率等。

（二）人口素质指标

人口素质指标一般包括人口自然增长率、年龄性别构成等。

（三）医疗卫生投入指标

医疗卫生投入指标包括医疗卫生事业投入量、增长幅度等。

（四）健康管理指标

健康管理指标包括慢性病规范管理率、全科医生服务率等。

（五）可持续发展指标

可持续发展指标包括每千人执业医生数、每千人全科医生数、每千人注册护士数、每千人床位数等。

（六）服务效率指标

服务效率指标包括全科医生首诊率、平均住院床日、医疗服务综合满意度等。

（七）公共卫生指标

公共卫生指标包括传染病发病率、卫生综合监督执法相关指标等。

以上的医疗卫生水平评价指标直接或间接与普通医疗服务相关。因此，普通医疗服务质量可以体现医疗卫生水平。

三、普通医疗服务质量体现人民生活水平

普通医疗服务本身特点决定了其带有公共必需品的特点。良好的普通医疗服务是人们生活水平提高的基本标志。对于一些常见病和多发病的普通医疗服务，是每个人日常生活中重要的必需消费品，如果普通医疗服务不能得到有效的满足，人们的基本需求必然降低，对社会而言是一种福利水平的降低。普通医疗服务质量差，必然降低人力资源质量，影响社会经济发展和人民生活水平。

四、普通医疗服务阻止疾病进展

普通医疗服务和危重医疗服务之间也可互相转化。当普通医疗服务不足或缺乏的时候，一些普通病症往往会转化为危重病症。同时，良好的普通医疗服务可以预防疾病、阻止疾病进展、避免危重病症出现。另一方面，危重病症经恰当的危重医疗服务治疗后，可转化为普通病症，接受普通医疗服务。在实际临床工作中，普通医疗服务和危重医疗服务之间的界限并不能截然分开。以糖尿病为例，糖尿病的管理，降糖治疗属于普通医疗服务；如果普通医疗服务太差，血糖控制不佳，糖尿病可进展发生危重症——糖尿病酮症酸中毒，需要立即收入住院，甚至住进重症监护室，接受危重症医疗；糖尿病酮症酸中毒经恰当的危重症医疗，脱离危险，转化为普通糖尿病，可回到全科医生那里继续接

受普通医疗服务。

第五节　中国普通医疗服务的现状

一、中国对普通医疗服务重视不够

根据当前的调查数据，中国的整体经济实力位居世界第二，综合文明程度排名世界第 17 位，医疗水平排名世界第 132 位。中国医疗与发达国家比较，差距最大的不是尖端的医疗技术，而是普通医疗服务的质量。对常见病的规范化诊治重视不够。提高中国医疗水平、提升中华民族文明程度应该从普通医疗服务做起。

二、专科化对普通医疗的副作用

由于中国的医疗体制过度专科化，病人多数跳过全科医生首诊，直接去医院看专科医生，专科医生常常陷入普通医疗服务范畴。由于专科医生的思维是纵向的和管状的，他们容易把普通医疗服务复杂化，并局限于本专科的知识范畴。过度检查和过度医疗是专科医生陷入普通医疗服务困境的必然结果。

由于过度专科化，普通医疗重视不够，容易出现常见病难以找到好医生诊治，常见病不规范诊治的情况。加强普通医疗服务能力，提高普通医疗服务质量是中国医疗界面临的重要任务。

三、全科医生普通医疗服务能力不足

由于中国全科医生缺失，数量极少的全科医生主要分布在社区卫生服务中心，他们常常脱离了临床服务的轨道去完成一个接一个的政府公共卫生指标，逐渐失去了普通医疗服务能力。普通医疗服务是人民群众最大的医疗需求。由于普通医疗服务在基层没有全科医生提供，大量的病人涌向医院。中国的医院高度专科化，基本没有全科医生，大量的普通医疗服务需求者在导诊小姐的快速分诊下，进入了专科医生的诊疗。由于专科医生的临床思维是向纵深方向的，普通医疗服务的规范化难以实现。

四、普通医疗服务体系有待完善

中国的医疗体系对普通医疗服务认识不足，对普通医疗服务相关学科建设重视不够。医院科室设置一般都是专科化，很少有发达国家医院设置的一般医学科、家庭医学科、基本医疗保健科、综合医学科等。中国的医院门诊服务带有普通医疗服务性质的是全科和普通内科。然而，全科和普通内科医生仅能提

供很少部分普通医疗服务。大量的普通医疗服务由专科医生提供。中国缺乏亚急诊医疗服务，病人的普通医疗问题常常访问急诊室，使急诊室门庭若市。

五、中国建立现代普通医疗服务面临的挑战

（一）认识普通医疗服务的重要性

必须把普通医疗服务放在人民群众医疗服务需求的首位。认识普通医疗服务的重要性。认清中国普通医疗服务与发达国家的差距。加强常见病、多发病的规范化诊治。

（二）认识过度专科化的弊端

中国普通医疗服务的落后局面很大程度上是对过度转科化的弊端认识不清。过度专科化会造成思维局限，对普通的临床问题及未分化疾病状态可能不能做出正确的判断和规范化的治疗。

（三）提升全科医生普通医疗服务能力

全科医生普通医疗服务能力不足是各地社区卫生服务中心普遍存在的问题。加大全科医生规范化培训力度，严格全科医生准入标准，增加全科医生普通医疗服务实践，提升全科医生临床服务能力是中国面临的长期战略任务。

（四）建立健全普通医疗服务体系

为了更好地建立、健全中国普通医疗服务体系，中国的医院，特别是大型教学医院，应该设置与发达国家接轨的普通医学相关学科。教学医院理应率先设置全科。医院开设全科和（或）普通医学门诊。建立中国的亚急诊医疗服务，减少普通医疗问题急诊率。

后记

　　全科医学在世界各国越来越受到重视。全科医学的定义和模式各国不尽相同。全科医学作为现代最大的医学学科必然有其基本原理。中国已出版的教材和专著，没有系统阐明全科医学基本原理。总结世界各国全科医学发展的经验和研究成果，归纳出全科医学基本原理，包括全科医学基本原则论和全科医学基本任务论。全科医学基本原则论阐述了全科医学的六项基本原则（新六位一体）：整体医学、整合医学、连续性医疗、防治一体、以病人为中心和规范化行医；全科医学基本任务论阐述了全科医学的三项基本任务（新三位一体）：基本医疗保健、首诊服务和普通医疗服务。

　　按照全科医学基本原理，全科医学是西方发达国家最大的医学学科，是以全科医学六项基本原则为病人提供三项基本任务服务的综合性临床学科。其范围涉及各种年龄和性别，各种器官系统及疾病，并向社区和家庭投射。全科医生是以全科医学六项基本原则为病人提供三项基本任务服务的临床医生。全科医生在不同的国家、地区以及执业机构可能被称为普通医学家、家庭医学家、家庭医生、私人保健医生、通科医生及普通内科医生。

参考文献

[1] 于晓松，季国忠. 全科医学. 北京：人民卫生出版社，2016.

[2] 瑞考 RE，瑞考 DP. 全科医学. 曾益新译. 北京：人民卫生出版社，2012.

[3] 杨秉辉，祝墡珠. 全科医学概论. 4 版. 北京：人民卫生出版社，2013.

[4] 梁万年，路孝琴. 全科医学. 北京：人民卫生出版社，2013.

[5] 王家骥. 全科医学概论. 3 版. 北京：人民卫生出版社，2014.

[6] 刘虹. 中医药理论研究. 论《黄帝内经》的医学哲学思想. 医学与哲学，2005，26（3）：49.

[7] Hothersall D. History of Psychology. 4th ed. New York：McGraw-Hill，2004.

[8] Wysong J，Rosenfeld E. An Oral History of Gestalt Therapy. New York：The Gestalt Journal Press，1982.

[9] 袁冰. 现代中医学导论. 北京：人民卫生出版社，2011.

[10] Santrock JW. A Topical Approach to Life-span Development. 3rd ed. St. Louis，MO：McGraw-Hill，2007.

[11] Engel GL. The Need for a New Medical Model：A Challenge for Biomedicine. Science，2009，196（3）：129-136.

[12] Engel GL. The clinical application of the biopsychosocial model. American Journal of Psychiatry，1980，137（5）：535-544.

[13] Halligan P W，Aylward M. The Power of Belief Psychosocial Influence on Illness，Disability and Medicine. London：Oxford University Press，2006.

[14] Dimatteo MR，Haskard KB，SL. W. Health beliefs，disease severity，and patient adherence：a meta-analysis. Medical Care，2007，45（6）：521-528.

[15] McLaren N. Humanizing Madness. Ann Arbor，MI：Loving Healing Press，2007.

[16] Koenig H G. Research on religion，spirituality，and mental health：a review. Canadian Journal of Psychiatry Revue Canadienne De Psychiatrie，2009，54（5）：283-291.

[17] 樊代明. 整合医学纵论. 医学争鸣，2014，2014（5）：1-13.

[18] 樊代明. 整合医学初探. 医学争鸣，2012，2012（2）：3-12.

[19] Snyderman R，Weil A T. Integrative medicine：bringing medicine back to its roots. Archives of Internal Medicine，2002，162（4）：395-397.

［20］Bell I R, Caspi O, Schwartz G E, et al. Integrative medicine and systemic outcomes research: issues in the emergence of a new model for primary health care. Archives of Internal Medicine, 2002, 162 (2): 133-140.

［21］Whorton J. Nature Cures: The History of Alternative Medicine in America. New York: Oxford University Press, 2004.

［22］杜治政. 医学的转型与医学整合. 医学与哲学, 2013, 34 (3A): 14-18.

［23］樊代明. 合理用药与用药合理. 医学争鸣, 2011, 2 (2): 5-10.

［24］Gulliford M, Naithani S, Morgan M. What is 'continuity of care'? Journal of Health Services Research & Policy, 2006, 11 (4): 248-250.

［25］Sauhz JW, 梁万年, 李航. 连续性照顾（二）. 中国全科医学. 2002, 5 (8): 592-594.

［26］Andermann A, Blancquaert I, Beauchamp S, et al. Revisiting Wilson and Jungner in the genomic age: a review of screening criteria over the past 40 years. Bulletin of the World Health Organization, 2008, 86 (4): 241-320.

［27］Mokdad AH, Marks JS, Stroup DF, et al. Actual causes of death in the United States, 2000. Journal of the American Medical Association, 2004, 291 (10): 1238-1245.

［28］Cohen JT, Neumann PJ, Weinstein MC. Does preventive care save money? Health economics and the presidential candidates. New England Journal of Medicine, 2008, 358 (7): 661-663.

［29］Patterson C, Chambers LW. Preventive health care. Lancet, 1995, 345: 1611-1615.

［30］Lopez AD, Mathers CD, Ezzati M, et al. Global and regional burden of disease and risk factors, 2001: systematic analysis of population health data. Lancet, 2006, 367 (9524): 1747-1757.

［31］Zhang J, Jia-Xian OU, Bai CX. Tobacco smoking in China: Prevalence, disease burden, challenges and future strategies. Respirology, 2011, 16 (8): 1165-1172.

［32］Brown J, Stewart M, Mccracken E, et al. The Patient-Centred Clinical Method. 2. Definition and Application. Family Practice, 1986, 3 (2): 75-79.

［33］Evidence-Based Medicine Working Group. Evidence-based medicine: A new approach to teaching the practice of medicine. JAMA, 1992, 268 (17): 2420-2425.

［34］Shaughnessy AF, Torro JR, Frame KA, et al. Evidence-based medicine and life-long learning competency requirements in new residency teaching standards. Evidence-based medicine. 2016, 21: 46-49.

［35］陈耀龙, 李幼平, 杜亮, 等. 医学研究中证据分级和推荐强度的演进. 中国循证医学杂志, 2008, 8 (2): 127-133.

［36］潘哲毅, 徐利民, 陈国军. 论临床路径理论、实施及其意义. 医院管理论坛. 2013, 1: 29-32.

［37］Hou JL, Michaud C, Li ZH, et al. Transformation of the education of health professionals in China: progress and challenges. Lancet, 2014, 384: 819-827.

［38］Rohde J, Cousens S, Chopra M, et al. 30 years after Alma-Ata: has primary health care worked in countries? Lancet, 2008, 372: 950-961.

[39] Zhang DQ, Unschuld PU. China's barefoot doctor: past, present, and future. Lancet, 2008, 372: 1865-1867.

[40] Tang SL, Meng QY, Chen L, et al. Tackling the challenges to health equity in China. Lancet, 2008, 272: 1493-1501.

[41] Yip W, Hsiao W. Harnessing the privatization of China's fragmented health-care delivery. Lancet, 2014, 384: 805-818.

[42] Wang J, Kushner K, Frey JJ, et al. Primary care reform in the Peoples' Republic of China: implications for training family physicians for the world's largest country. Fam Med, 2007, 39 (9): 639-643.

[43] 徐国平, 牛丽娟, 王家骥. 对中国全科家庭医师规范化培训基地和培训大纲的研究和建议. 中国全科医学, 2014, 17 (7): 2171-2178.

[44] Anand S, Fan VY, Zhang JH, et al. China's human resources for health: quantity, quality, and distribution. Lancet, 2008, 372: 1774-1781.

[45] Blumenthal D, Hsiao W. Lessons from the East-China's rapid evolving health care system. N Engl J Med, 2015, 372: 1281-1285.

[46] Xu GP. Great efforts are needed to develop primary medical service in China: correcting the mistranslation of "primary health care" as the first step. Family Medicine & Community Health, 2014, 2 (2): 6-9.

[47] Starfield B. Primary care. New York: Oxford University Press, 1998.

[48] Institute of Medicine. Primary Care: America's Health in a New Era. Washington DC: National Academy Press, 1996.

[49] Kringos DS, Boerma WG, Hutchinson A, et al. The breadth of primary care: a systematic literature review of its core dimensions. BMC Health Services Research, 2010, 10 (3): 65-78.

[50] Ferrer RL, Hambidge SJ, Maly RC. The essential role of generalists in health care systems. Annals of Internal Medicine. 2005, 142 (8): 691-699.

[51] Sommers, B. D. New physicians, the affordable care act, and the changing practice of medicine. JAMA, 2012, 307: 1697-1698.

[52] Starfield B. Is primary care essential?. Lancet, 1994, 344 (8930): 1129-1133.

[53] Atlas SJ, Grant RW, Ferris TG, et al. Patient-physician connectedness and quality of primary care. Annals of Internal Medicine, 2009, 150 (5): 325-335.

[54] Bertakis KD, Azari R. Patient-centered care is associated with decreased health care utilization. Journal of the American Board of Family Medicine, 2011, 24 (3): 229-239.

[55] Forrest C B, Shi L, Schrader S V, et al. Managed care, primary care, and the patient-practitioner relationship. Journal of General Internal Medicine, 2002, 17 (4): 270-277.

[56] Lieshout J V, Goldfracht M, Campbell S, et al. Primary care characteristics and population-orientated health care across Europe: an observational study. British Journal of General Practice the Journal of the Royal College of General Practitioners, 2011, 61 (582):

22-30.

[57] Tsai J, Shi L, Yu WL, et al. Physician specialty and the quality of medical care experiences in the context of the Taiwan national health insurance system. Journal of the American Board of Family Medicine, 2010, 23 (3): 402-412.

[58] Shi L, Forrest CB, Von Schrader S, et al. Vulnerability and the patient-practitioner relationship: the roles of gatekeeping and primary care performance. American Journal of Public Health, 2003, 93 (1): 138-144.

[59] Sweeney B. The referral system. BMJ, 1994, 309 (6963): 1180-1181.

[60] Murtagh J. John Murtagh's General Practice. 5th ed. New York: McGrawHill, 2011.

[61] 张毓辉,万泉,翟铁民,等. 2012年中国卫生总费用核算结果与分析. 中国卫生经济, 2014, 33 (2): 5-9.

[62] 余红星,冯友梅,付旻,等. 医疗机构分工协作的国际经验及启示——基于英国、德国、新加坡和美国的分析. 中国卫生政策研究, 2014, 7 (6): 10-15.

32检